Friedrich Hechelmann Wandlungen

Friedrich Hechelmann

Wandlungen

Text Gisela Linder

Verlag Robert Gessler

3. erweiterte Auflage 1994
Sonderausgabe für das Museum Langenargen 1991

Reproduktion: Autographia KG, Friedrichshafen.
Herstellung: Robert Gessler GmbH & Co. KG, Friedrichshafen.
Printed in Germany.

ISBN 3-922137-61-X

Inhalt

Wandlungen

Das Blau ferner Berge und ewiger Gletscher, das Blau der Meere und des Himmels – das in der Bildtiefe verschwebt –, das Grün der Wiesen und Tannen, der tiefen Wasser, satt, dunkel, unergründlich, das Weiß lichtgesättigter Wolken und zerstäubender Wasserfälle, das ist der große Farbdreiklang, den Friedrich Hechelmann in seinen raumbeherrschenden Tafelbildern reich und immer wieder neu instrumentiert.
Kühne Landschaftsvisionen von kosmischem Zuschnitt, die sich ins Unendliche weiten und metaphysische Dimension gewinnen, bildgewordene Ahnungen von Urweltlichem und Endzeitlichem, die sich ins Phantastische steigern, wandlungsreiche Symbolfiguren, die den Einklang von Mensch und Natur künden, Traumlandschaften voll Poesie und Gleichnis: all das prägt die Kunst dieses süddeutschen Malers zur Unvergleichlichkeit.
Friedrich Hechelmann malt ausschließlich mit Wasserfarben in hauchdünnen Schichten, deren Vielzahl sich zu plastischer Tiefenwirkung verdichtet, zu geheimnisvoller Ausstrahlung. Er malt auf strukturlos glattem, oft noch mit der Rasierklinge nachgeschliffenem, prall aufgespanntem Papier, das der Aquarell-Lasur volle Transparenz gibt. Nur zur Retusche kommt mitunter noch Deckweiß ins Spiel. Vielschichtigkeit bestimmt das Wesen dieser Malerei, bestimmt ihren sinnlichen Zauber ebenso wie ihre geistige Substanz. Ihr Thema ist die Natur, ist der Kosmos. Dort ist alles auf Gleichgewicht, auf Harmonie angelegt. Das kommt dem Naturell von Friedrich Hechelmann entgegen. Dort findet er verwirklicht, was die heutige, sich weitgehend selbst entfremdete Welt dem Menschen vorenthält. Der auf seine Zeit reagierende Maler erschafft Gegenwelten. In den Gesetzen des Kosmos sieht der Mensch seine Sehnsucht nach Harmonie erfüllt. Was er sich erträumt, scheint dort Wirklichkeit. Träume sind Wunschbilder für eine Welt von morgen. Hechelmanns Traumlandschaften sind Utopien. Sie öffnen dem Menschen auf neue, auf ihre Art die Augen für die in Kunst verklärte Schönheit der Natur. Poesie weckt Ehrfurcht.
Eine Zeit, die den Menschen in seiner Arbeitswelt oft mehr oder weniger zum Roboter degradiert, bedarf solcher Gegenwelten, die zu ganzheitlichem Erleben ermutigen, die Gefühl, Geist und Sinne gleichermaßen ansprechen. Der weitgehend manipulierte, fremdbestimmte moderne Mensch ist mehr denn je angewiesen auf Impulse, die seine schlummernde

Phantasie beflügeln. Nur so kann er sich aus dem Teufelskreis der ihn bedrängenden und beengenden Sachzwänge immer wieder befreien zu eigener Kreativität, deren Unentbehrlichkeit in allen Lebensbereichen längst außer Frage steht.
In der Malerei von Friedrich Hechelmann ist das Wort von Jean Paul heutig und zeitlos zugleich Bild geworden: „Die Kunst heilt die Wunden, die der Verstand schlägt." Immer mehr Menschen in Europa ebenso wie in Amerika und nun auch in Rußland erkennen, daß die poetische Bildwelt dieses Malers, daß seine auf Harmonie angelegte gleichnishafte Kunst nicht Weltflucht bedeutet. Sie wurzelt in Hechelmanns Existenzgefühl, ist bedingt durch sein Selbstverständnis als Künstler. Denn der immer erbarmungslosere Verismus anderer visueller Medien läßt heute bildende Kunst als Chronistin des Grauens – einst eine ihrer humanitären, aufklärerischen Aufgaben – in zunehmendem Maße entbehrlich erscheinen.
Das lange verpönte Schöne in der Kunst gewinnt wieder an Resonanz. Hechelmanns Malerei nimmt den Atem der Natur, ihren Pulsschlag, in sich auf, das Wehen der Winde und Nebelschwaden, das Fließen des Wassers, sein Aufsteigen in Dunst und sein Niedersinken im Tau, den Wandel des Lichts, die Bewegung der Wolken und der Gestirne, das Wachsen und Vergehen, das Erblühen und Ersterben. All das ist verwandelt eingeflossen in den Rhythmus dieser Bilder, die Ruhe verströmen ohne Stillstand zu signalisieren, die vielmehr von sanfter Schwingung in Balance gehalten werden. Das gibt ihnen eine meditative Ausstrahlung, die der Betrachter als wohltuend empfindet, die ihn befriedet. So beschreiben viele – nicht nur junge – Menschen ihr „Hechelmann-Erlebnis".
Im Mittelpunkt dieser Landschaftsmalerei steht der Mensch, auch wenn er in den Bildern kaum in Erscheinung tritt. Dem Maler ist die Natur Symbol für alles, was Menschsein ausmacht. Es erscheint ihm dabei als ebenso natürlich wie zeitgemäß, daß sich seine Visionen ins Kosmische weiten. Denn im Zeitalter der Teleskope und der Raumfahrt sind dem Menschen Einblicke ins Weltall möglich, die früheren Generationen kaum ahnbar waren. Und das Anschaubare wird wandelbar in Kunst. Das bestimmt Hechelmanns Blickfeld als Maler. Seine Traumlandschaften sind gleichsam mit einem extremen Weitwinkel gesehen. In solcher Sicht gewinnt der

Mensch bei Bildformaten von einigen Quadratmetern die verschwindende Winzigkeit eines nicht mehr wahrnehmbaren Sandkorns. Solche Bild-Wirklichkeit hat bei Hechelmann symbolisches Gewicht.
„Wer den Kosmos im Blickwinkel hat, sieht den Menschen in anderer Relation – in der richtigen", sagt der Maler. „Und wer die Natur ernst nimmt, kann sie nicht zerstören", fährt er im Gespräch fort. „Im Umgang mit unserem Planeten sollten wir uns bewußt sein, daß die Erde ein lebendiger Organismus ist."
Hechelmann wundert sich, daß der den Menschen heute mögliche Blick ins All – abgesehen von den wissenschaftlichen und technischen Folgen – weitgehend ohne geistige Konsequenzen bleibt, daß er kaum Niederschlag findet im Lebensgefühl und in der Kunst unserer Tage.
Was den Romantikern des 19. Jahrhunderts noch Wunschvorstellung blieb, ist für Friedrich Hechelmann, der sich als Romantiker des 20. Jahrhunderts empfindet, wahrnehmbar geworden. Unter Romantik versteht er mehr als nur eine zeitlich begrenzte Stilepoche. Romantik ist für ihn – so sagt er – ein Lebensgefühl, das vom damaligen Zeitgeist geprägt ist, der den Künstler sein Verwobensein mit der Schöpfung intensiv empfinden ließ, und ihn durch eine metaphysische Schau aller Dinge zu einer außergewöhnlichen Toleranz im Geistigen wie im Emotionalen befähigte: dieser weite Horizont der Künstler zu Beginn des vorigen Jahrhunderts, diese Weltsicht erscheint Friedrich Hechelmann als (über)lebensnotwendig in unserer Zeit, deshalb nennt er sich bewußt einen Romantiker.
In seinem geräumigen Haus hängen ausschließlich eigene Bilder. Der Maler hat sie immer und überall um sich – nicht nur im Atelier. „Die ständige Konfrontation mit dem eigenen Werk ist für mich ein Lernprozeß", sagt er. Hechelmann ist ein besessener Arbeiter. Nach dem Entstehungsprozeß seiner Bilder befragt, gewährt er – ein bißchen zögernd – Einblick: Ein Bild tauche plötzlich als Vision auf. Dann entwickle sich in seinem Innern eine Spannung, die ständig wachse, und schließlich werde der Mitteilungsdrang so stark, daß er zu arbeiten beginne. Zunächst entstehen große Zeichnungen auf Transparentpapier, die nachher vernichtet werden. Dagegen bewahrt der Maler allererste, kleine gezeichnete Notizen zu einem Bild manchmal auf. Das Bild selbst entsteht dann völlig intuitiv. „Das

Gehirn ist ausgeschaltet", sagt Hechelmann. Mit manchen Bildideen gehe er jahrelang schwanger. Erst allmählich kristallisiert sich die Endform immer klarer heraus, neue Ideen kommen in der Endphase des Malens an einem großen Bild dazu. Während dieser langen Arbeitszeit befindet sich der Maler in einem Zustand äußerster Askese. Viel Zeit ist notwendig für die von Hechelmann entwickelte Wasserfarbenmalerei im großen Format, seine Aquarell-Lasur mit feinsten Farbschleiern und zerstäubender, nur angedeuteter Pigmentierung, die durch eine sensible Handhabung der Spritztechnik erreicht wird, und die er dort einsetzt, wo andere mit Ölfarbe arbeitende Maler den Vertreiber- oder Stupfpinsel verwenden.
Hechelmanns Bilder sind zunächst nie in Zyklen geplant, doch hat es sich in seiner Tafelmalerei immer wieder so gefügt, daß ein Bildthema ihn oft über viele Jahre hinweg nicht mehr losläßt, zu weiterer Verwandlung drängt. Dies gilt nicht nur für die beiden von ihm geschaffenen Symbolfiguren, seine Hilde und seinen Türmer (mit ihr beginnt die zwei Jahrzehnte umspannende Bilderauswahl dieses Buches).
Schon in den sechziger Jahren zaubert der junge Landschaftsmaler Weite in das sattgrüne, allgäusanfte Hügelland, das seine Bilder aus Flugsicht einfangen, ebenso wie in die tiefblauen, schaumgekrönten Wasser. Und er spielt leichthändig mit dem Licht. Ein riesiges weißes Gewand, reich gefältelt, plissiert, das sich auffächern läßt wie eine exotische Blüte, ist ihm Sinnbild traumverlorener Selbstbefreiung, wird zum poetischen Symbol. Wie eine Wolke schwebt dieses Riesengewand übers Land, bauscht sich im Wirbel einer Windhose, verweht wie ein Nebelstreif, ruht wie ein mächtiger Gletscher in tausend Fältchen eisig erstarrt und wird zur Föhn-Fata-Morgana. Einer Riesin scheint dieses Gewand entflohen zu sein.
In Hechelmanns ersten Hilde-Bildern taucht es ins Meer, steigt daraus auf als begrünte hügelige Insel. Hechelmann hat dieses Gewand nicht nur erfunden, sondern auch eigenhändig und bienenemsig aus Unmengen weißen Stoffes genäht, schlüpfte hinein, ging darin wie ein Tänzer, schwebte – fast abhebend vom Boden – (vor der Fernsehkamera) über saftig-grüne Matten, spielte gleichsam seine eigenen Bilder und ließ sich danach vom fertigen Fernsehfilm, der 1973 ausgestrahlt wurde, wieder anregen zu neuen Bildvariationen. Noch in den siebziger Jahren stand ihm

das heimatliche Allgäu Modell. Doch zunehmend zu kosmischer Dimension erweitert, verwandelt, verklärt, vergeistigt kehrt das Motiv seiner frühen Jahre im Bild wieder. Und eines seiner großen Themen wird das Wasser, dem die zweite Bild-Sequenz dieses Buches gewidmet ist: gischtweiß, perlig versprühend, sich auftürmend zu mächtigen Eiskaskaden, in stürzenden Wasserfällen, smaragdgrün, nachtblau, sanft sich wellend, spiegelglatt, dahinpeitschend über Klippen, sintflutartig: so variiert der Maler das Element. Und in den Landschaftsvisionen fasziniert er wieder mit neuen Ideen: sich staffelnde, die Bildtiefe erschließende Bergrücken öffnen Durch- und Fernblicke, geben die Sicht frei in schwindelnde Höhen wie Tiefen, die Horizontlinien schwingen sich rhythmisch in die entgrenzte Ferne hinein. Riesige Blattfächer beschirmen, was sie verschatten, aus der Form eines Schneckenhauses entwickelt sich ein weiteres wandlungsreiches Bildmotiv, ebenso wie aus einer über Wolken und Wassern schwebenden Erdkugel.
Nach dem Einblick in diese Landschafts-Metamorphosen schließt sich der ganz von lichtem Blau getragene Zyklus an, der den Türmer auf- oder untertauchend im unergründlichen Wasserspiegel, ruhend und erwachend, sinnend und träumend zeigt: Visionen in der Ambivalenz von Genesis und Untergang. Im letzten Kapitel dieses Buches wird ein Aufbruch zu neuen Bildideen sichtbar, zu Symbolen des Überlebens. Hechelmanns Welt der Poesie, die er mit seinen Bildern erschafft, schließt eine ernste Botschaft mit ein, denn in den kühn durch Malerei gebannten Naturgewalten, deren Schönheit er zu Kunst erhebt, lauert Gefahr für den Menschen, wenn er die kosmische Ordnung stört. In solchem Bewußtsein verherrlicht Friedrich Hechelmann diese Ordnung durch Kunst. Jedes Bild dieses Malers hat mehrere Bedeutungsschichten. Und es bleibt den Betrachtern überlassen, wie tief sie eindringen. Seine Kunst läßt Spielraum.
Dem Maler ebenbürtig ist der Illustrator Friedrich Hechelmann. Im Medium Illustration sieht der Künstler eine „Legitimation" – so sagt er – seine Fabulierlust voll auszuleben, der die heute herrschende Auffassung von Malerei kaum noch Spielraum läßt. Dem über Jahrhunderte hoch angesehenen bibliophilen Kunstzweig, der allerdings durch die früheren Druckverfahren aufs Graphische beschränkt war, eröffneten die modernen

Reproduktionstechniken völlig neue Möglichkeiten, nämlich Malerei zum Illustrieren einzusetzen. Dieses Neuland reizte Friedrich Hechelmann, und er eroberte es bereits mit seinem ersten Buch sehr erfolgreich. Schon in seiner Wiener Akademiezeit faszinierten ihn Malerei an der Staffelei und Illustration gleichermaßen, und er wechselte zwischen beiden Arbeitsweisen. Doch konzentrierte er sich immer bewußter auf reine Illustrationsphasen, in denen er am Tisch arbeitet, und reine Malphasen, in denen er an der Staffelei steht, – in halbjährlichem oder jährlichem Wechsel. Er spürte, daß ihn dieser Rhythmus in beiden Schaffensbereichen feit gegen die Gefahr der Routine.

Zwischen der großformatigen Tafelmalerei und den kleinformatigen, mit feinstem Marderhaarpinsel – ebenfalls in Aquarellfarben – gearbeiteten Illustrationen sind die Grenzen fließend, wo es um die Inszenierung geheimnisvoller Landschaftsräume geht. Der Illustrator bevölkert sie mit allerlei wunderlichen, skurril-witzigen und grotesken, verträumten und verzaubernden Phantasie- und Fabelwesen. Hechelmann ist einer der großen Märchenerzähler unserer Zeit. Seine magische Welt blüht auf aus einem unerschöpflichen Reichtum koloristischer und figurativer Einfälle. Populär wurde er als Illustrator durch zahlreiche bibliophile Bücher mit hohen Auflagen im In- und Ausland wie durch Fernsehfilme.

Die monumentale visionäre Malerei und das ebenso ideenreiche illustrative Werk machen die Spannweite seines Schaffens aus, und sind zugleich nur ein Teil seiner sprudelnden Kreativität, seiner vielseitigen Produktivität. Der Filmemacher, dem mit „Hechelmanns Traumtheater“ 1987 ein poetisches Gesamtkunstwerk gelang, ersinnt seine Figuren nicht nur, sondern näht diese Puppen eigenhändig, entwickelt deren Bewegungsmechanismus, erfindet ihre Choreographie, ist Drehbuchautor, Bühnenbildner, Regisseur und arbeitet technisch versiert im Fernsehstudio mit derselben Hingabe wie der Maler in der Abgeschiedenheit seines Ateliers auf dem Schiedelhof.

Schon in frühen Jahren hat sich bei Friedrich Hechelmann ein unverwechselbarer Stil herausgebildet. Sein Werk ruht in sich selbst und erneuert sich ständig aus sich selbst.

Hilde

erstes Thema mit Variationen

Die Zeit, als Hilde nicht mehr fliegen konnte, 1972, 72 x 102 cm

Fältelung – mitunter plisseehaft wie hier beim weißen Gewand der Hilde-Figur – Fältelung oft lamellenfein: das ist eine von der Natur vorgegebene Struktur. Sie kehrt in den Visionen des Malers Friedrich Hechelmann wandlungsreich wieder.
Vom Wasser geformtes Gestein, vom Wind gewellte Sandwüsten und Wasserflächen zeigen vielerlei Fältelung. In Hechelmanns Malerei entfalten solche Strukturen künstlerisches Eigenleben.
Rudolf Hausner, der dieses Bild in der Wiener Akademie sah, kaufte es. Der Professor erwarb damit zum ersten Mal ein Werk eines Schülers; und für seinen Schüler Hechelmann war es der erste Bildverkauf.

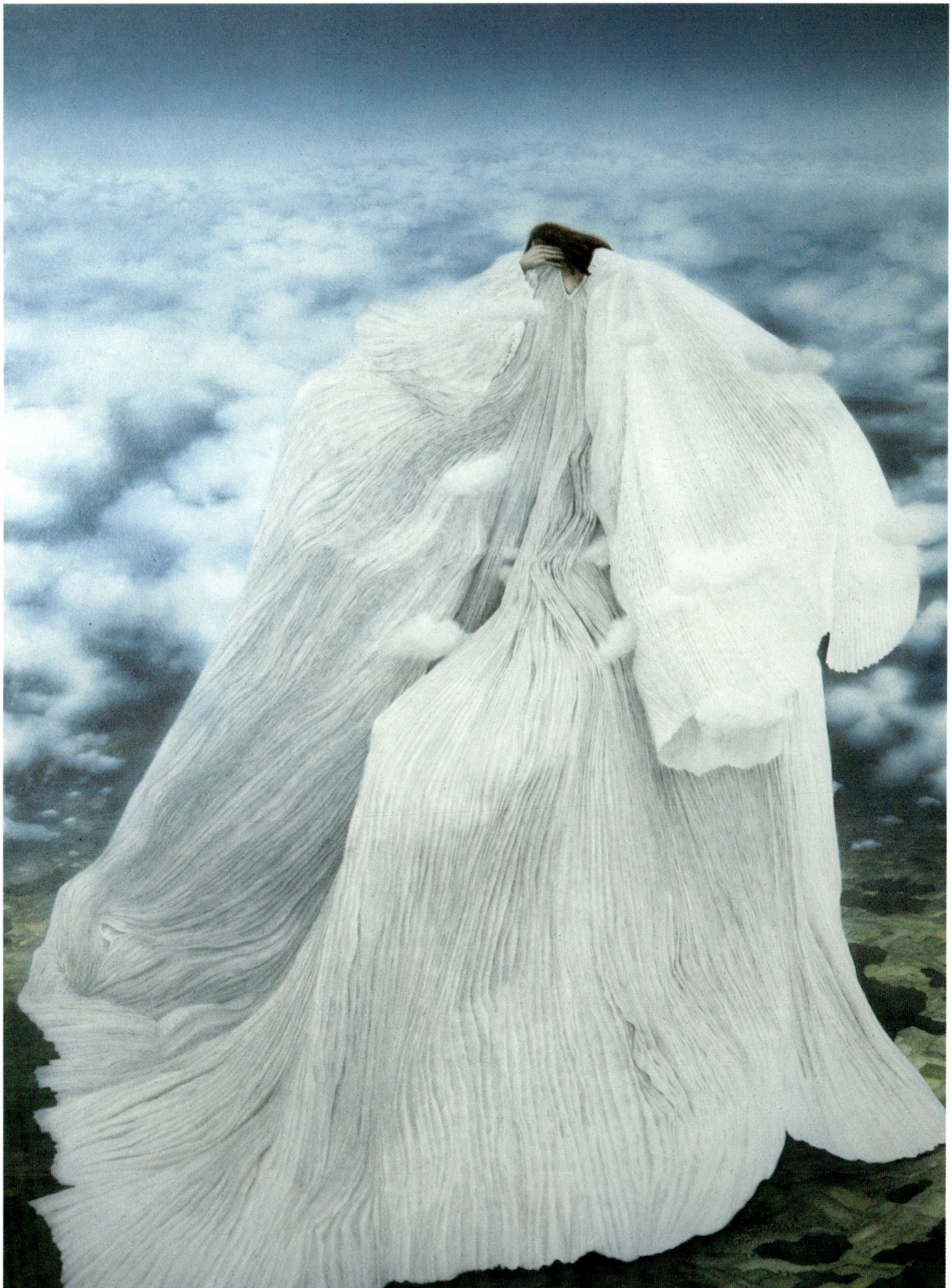

Hilde im Aufwind, 1974, 125 x 118 cm

Die Erdenschwere hinter sich zu lassen, ist eine Sehnsucht des Menschen seit Jahrtausenden. Fliegen ist Bild geworden in Hechelmanns Malerei als ein Zustand, in dem sich uns neue Erfahrungen des Daseins auftun. Wer sich in seinem Alltag eingeengt fühlt von vielerlei Zwängen, dem geben solche Bilder das Gefühl, wieder freier atmen zu können. Positive Energien werden im Betrachter freigesetzt. Sich in die Lüfte erheben, sich vom Wind tragen lassen, sich dem Element anvertrauen: fliegen, das wird erlebbar als ein Akt der Befreiung. Der Fliegende ist dem Himmel und der Erde zugehörig. Er erlebt sie als Einheit.

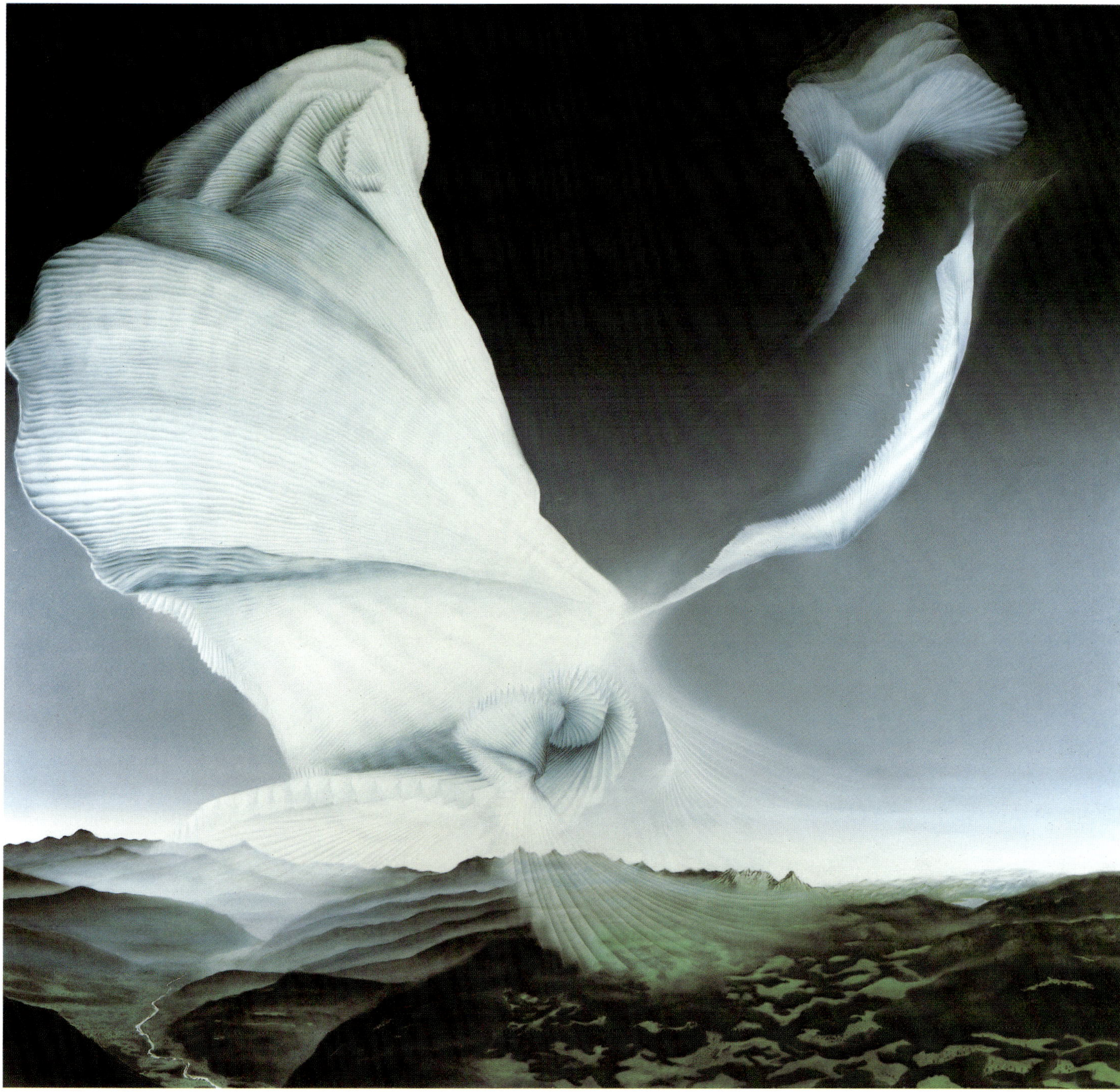

Hilde in Erwartung, 1975, 120 x 190 cm

Werden und Vergehen sind in der Natur ständigen Wandlungen unterworfen. Erst wenn der Mensch sich diesem Gesetz hingibt, wenn er sich ihm ergibt, lebt er im Einklang mit der Schöpfung. Irgendwann wird jedes begrenzte Ich enden, wird übergehen, wird eingehen in eine nur ahnbare größere Ordnung. Das sind Gedanken, für die Hechelmann offen ist. Was ist Hülle nur, was Wesen?
Gleichnishaft klingen in seiner Malerei solche Menschheitsfragen an.

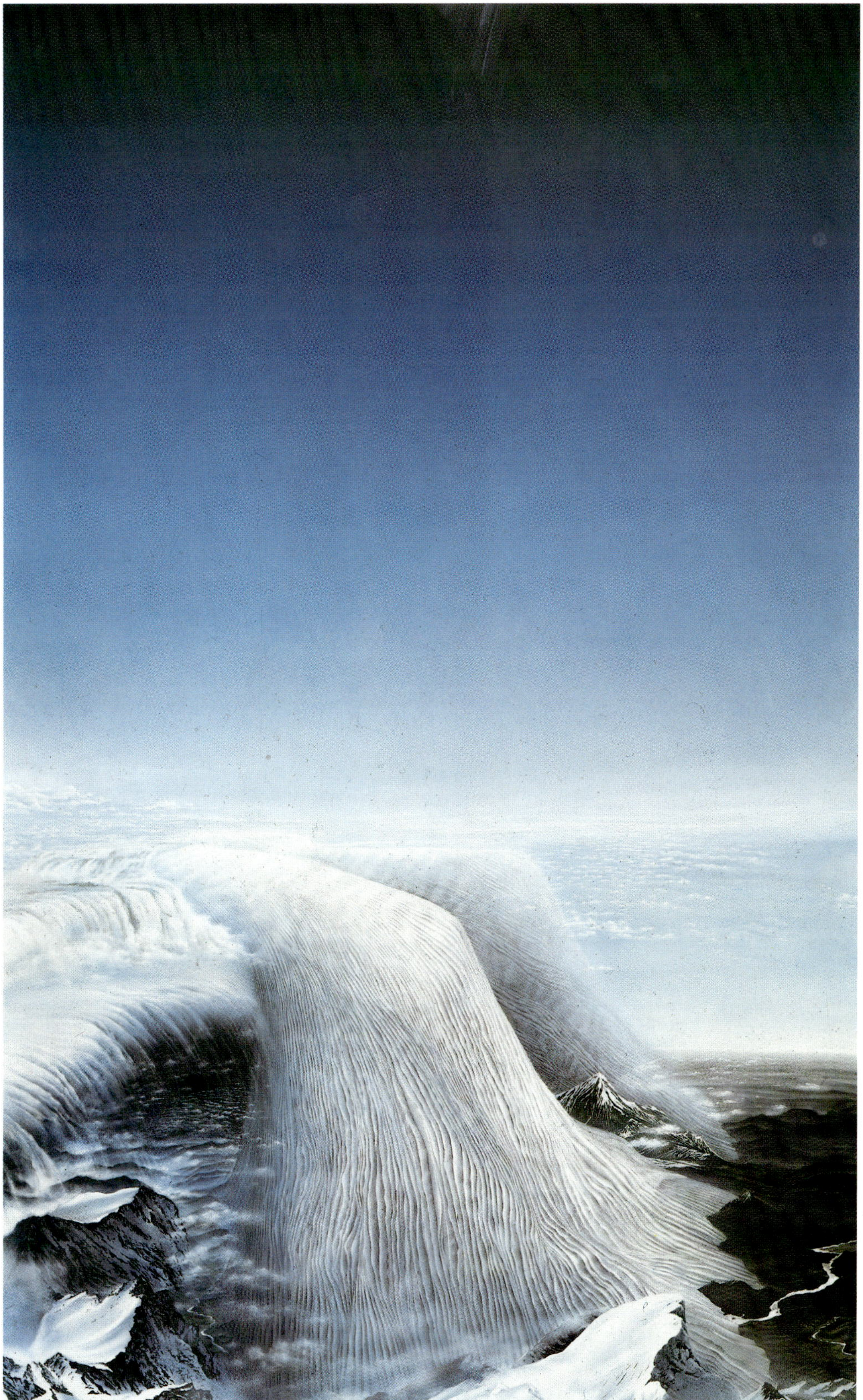

Hilde vor der Wandlung, 1976, 130 x 150 cm

Hingegossen in den ewigen Schnee der Gebirge, bauschig hingelagert, liegt Hechelmanns Hilde – ihr Gewand füllt weite Täler. Verschwindend winzig ist ihr Kopf – das Zeichen menschlicher Individualität. Mächtig aber die Gewandfigur. Gleitend ist der Übergang ihrer Strukturen in die der eisigen spitzragenden Felsen. Eine Verschmelzung von urweltlicher Natur und Kreatur bahnt sich an.

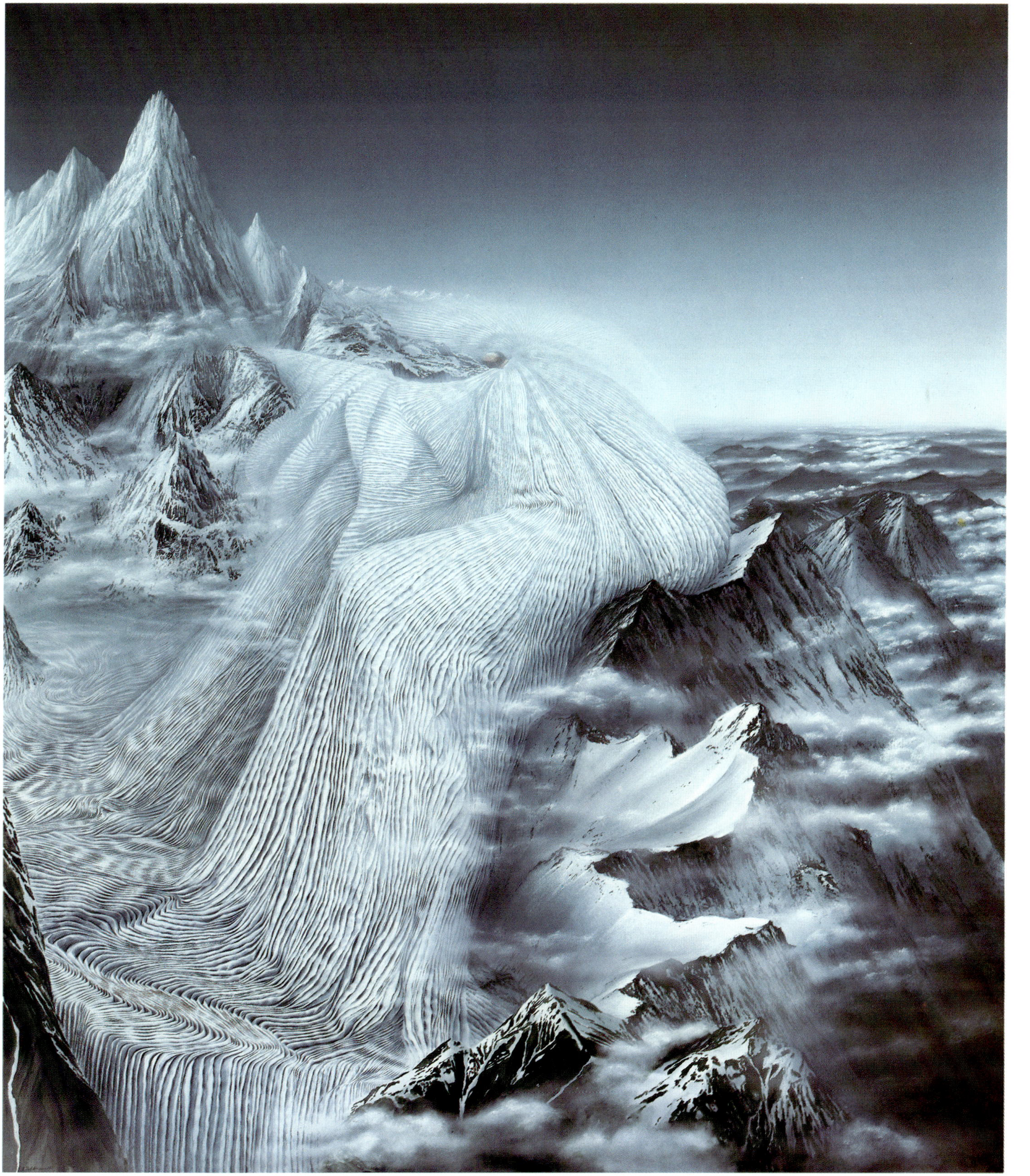

Hilde im Ton, 1976, 130 x 120 cm

Wie ein Ton im Raum, so schwingt die bewegte horizontale Wellenform im Bildgeviert. In der fünften Variante des Hilde-Motivs ist der Abstrahierungsprozeß fortgeschritten. Die wogenden Wellenstrukturen lassen aber immer noch die Ausgangsform ahnen, jenes plissierte weiße Gewand der zunächst eher statischen Figur. Sie wird in der wandlungsreichen Bildfolge mehr und mehr eins mit dem Meer.

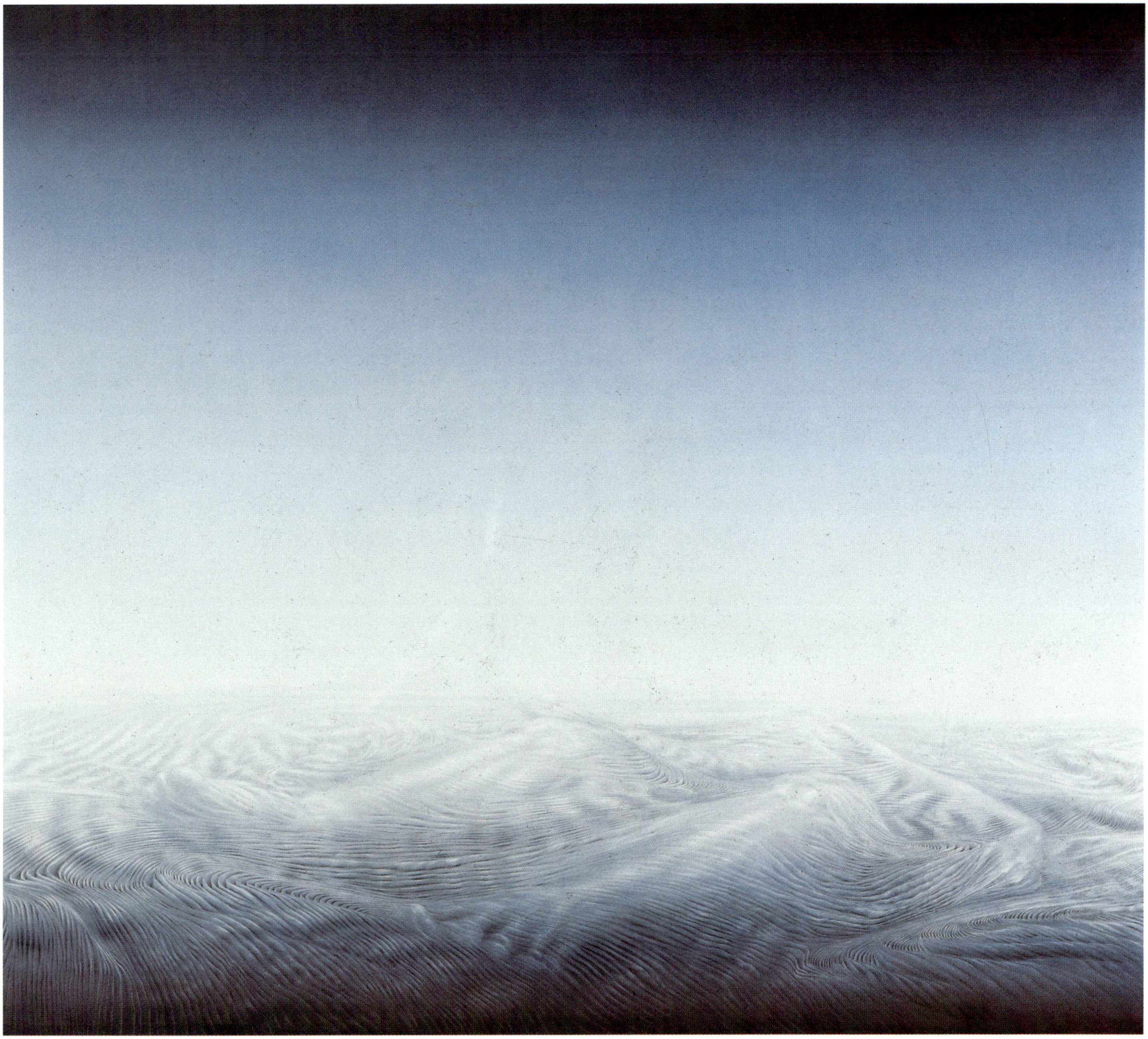

Das Meer, 1982, 151 x 135 cm

Himmel und Wasser – eine von kühlem Licht umspielte Einheit. Die Metamorphose von Hechelmanns Gewandfigur ist nur noch ahnbar für den, der ihr in den vorangegangenen Bildern schon begegnet ist. Ihre sanfte Struktur ist nun ganz Natur. Die gleichnishafte Figur ist völlig entmaterialisiert – ein Bild, das sanfte Harmonie ausstrahlt.

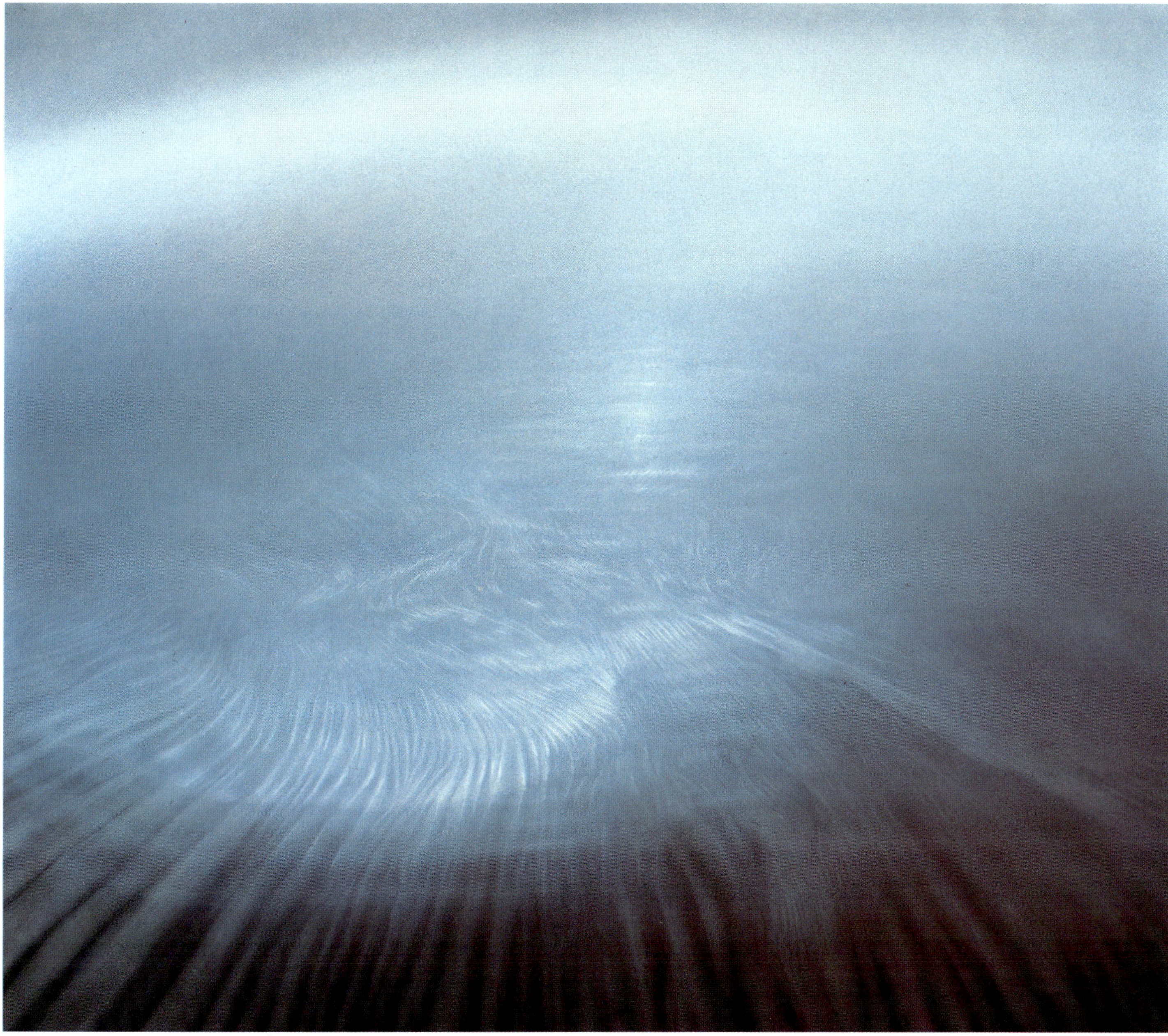

Einsame Landschaft, 1988, 102 x 125 cm

Die siebte Variation von Hechelmanns erstem Thema, seiner Hilde, wird manchen Betrachter zunächst überraschen. Denn sechs Jahre zuvor hatte er die in unwirkliches Licht getauchte Variation „Das Meer" gemalt. Bei diesem Bild mündet Hildes Metamorphose in die Wellenstrukturen des Wassers. Doch jetzt türmt sich die Phantasie-Figur wie eine mächtige Gebirgsformation auf in grüner Wiesen- und Wälderlandschaft, für die das Allgäu Modell stand. Auf die weit vorangetriebene Abstraktion folgt also eine wirklichkeitsgesättigte Vision. Denn Hechelmann spielt die Variationen eines Bildthemas nicht mit jener intellektuell kühlen, emotionale Rückgriffe ausschließenden Konsequenz durch, wie wir das etwa von manchen Vertretern der sogenannten seriellen Kunst kennen. Seine Malerei lebt aus einem elementaren Naturgefühl. Deshalb unterliegen seine Visionen anderen Gesetzen. Sie sind bestimmt durch die Einheit von Fühlen und Denken, von Schauen und Empfinden. Das gibt ihnen bei aller Vergeistigung immer wieder neue Sinnlichkeit.

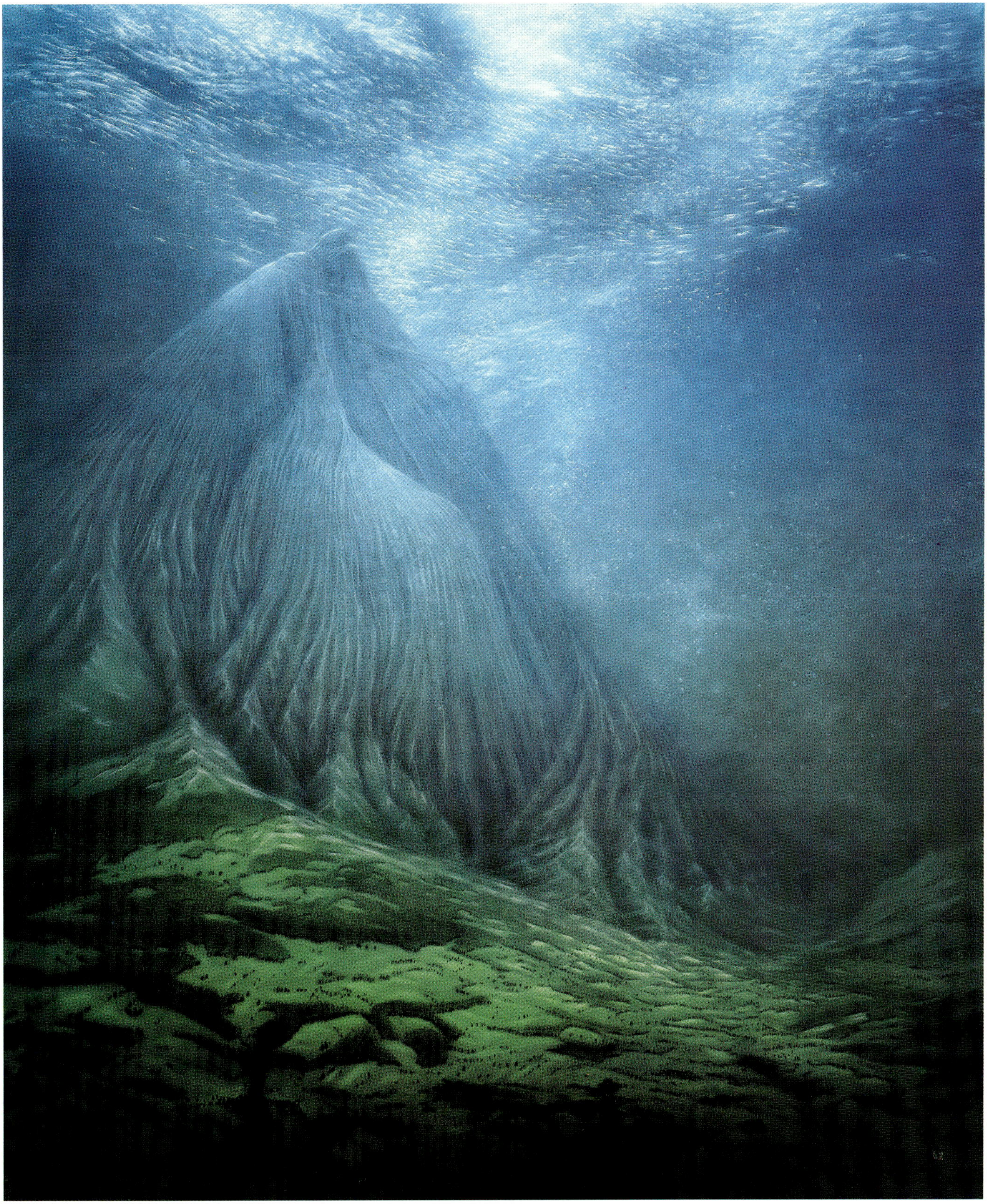

Gefühl einer Landschaft, 1985, 102 x 125 cm

Hilde wird Meer und Hilde wird Berg, Hilde taucht ein ins Blau, die Farbe des Himmels und der unendlichen Meere, die miteinander verschmelzen. Hilde gewinnt Kraft durch das Grün, die Farbe des Lebens. Für Hilde wichtig ist aber auch die dritte Farbe im großen Dreiklang von Hechelmanns Tafelbildern, das Weiß. Die Farbe des ewigen Eises und der wandlungsreichen Wolken. Hilde ist für Hechelmann eine unerschöpfliche Symbolfigur, ist ein poetisches Gleichnis für die Ich-Befreiung durch ein Einswerden mit der Natur.

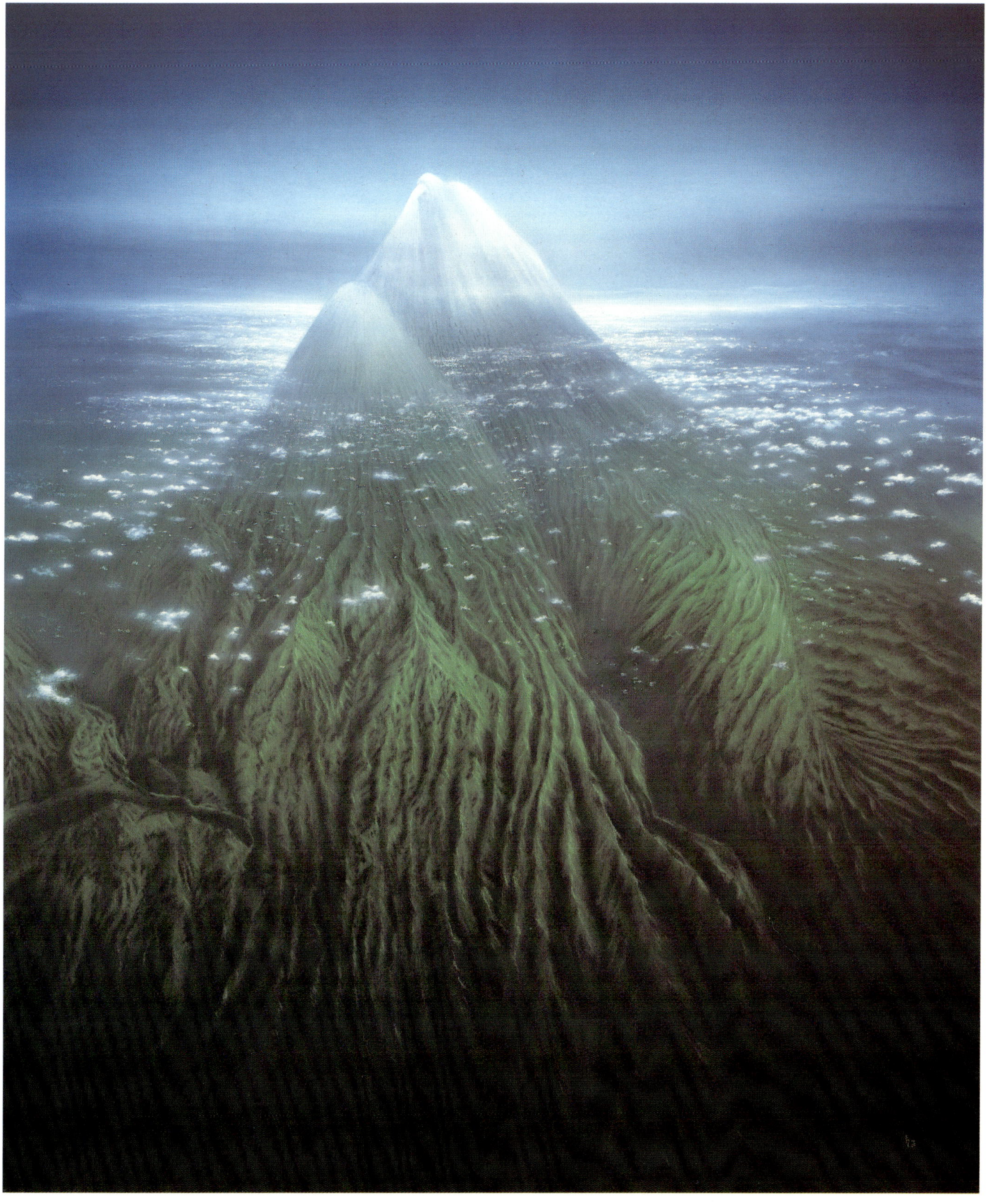

Ohne Aufwind, 1988, 125 x 200 cm

Auf Hechelmanns Bild-Botschaft reagieren immer mehr Menschen in aller Welt. Spontan schreiben viele dem Maler unbekannterweise. Sie sind überzeugt von der Wichtigkeit seiner Bilder für ein „neu aufkeimendes geistiges Welt- und Menschenbild". Ihre Antworten ähneln sich. In einem der Briefe aus dem Entstehungsjahr dieses Hilde-Bildes steht: „Der Künstler hat ja durch seine Werke die Möglichkeit, die Menschen mit friedvolleren, reinen Seelensphären zu verbinden und positive Schwingungen weiterzugeben." Die Gelassenheit und Ruhe, die dieses Bild ausstrahlt, seine kaum merkliche Aufwärtsbewegung, die es zum Schweben bringt, sein sphärisches Licht: all das macht solche Empfindungen nachvollziehbar für viele Betrachter.

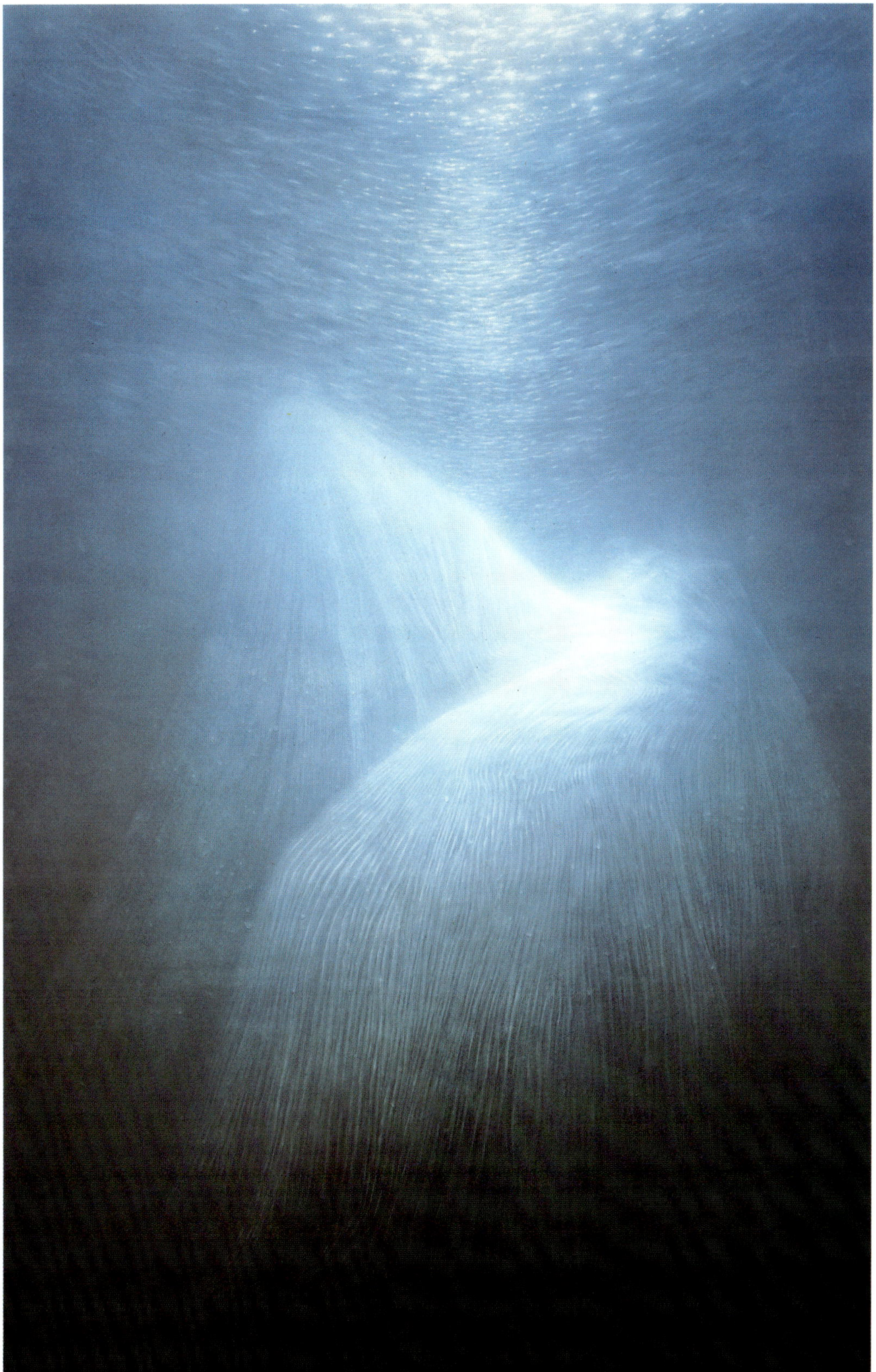

Wasser

Wandlungen eines Elements

Lied einer Quelle, 1975, 120 x 185 cm

„Mein Lebenselement ist das Wasser", sagt Friedrich Hechelmann. Das kommt seiner Vorliebe für kühle Farben entgegen. Sintflutartig ergießen sich aus der Erstarrung gleißender Gletscher weiß-aufschäumende Wasser in felsige Gebirgsschluchten. In diesen monumentalen Aquarellen vermählen sich Wasser und Gebirge im unendlichen Raum.

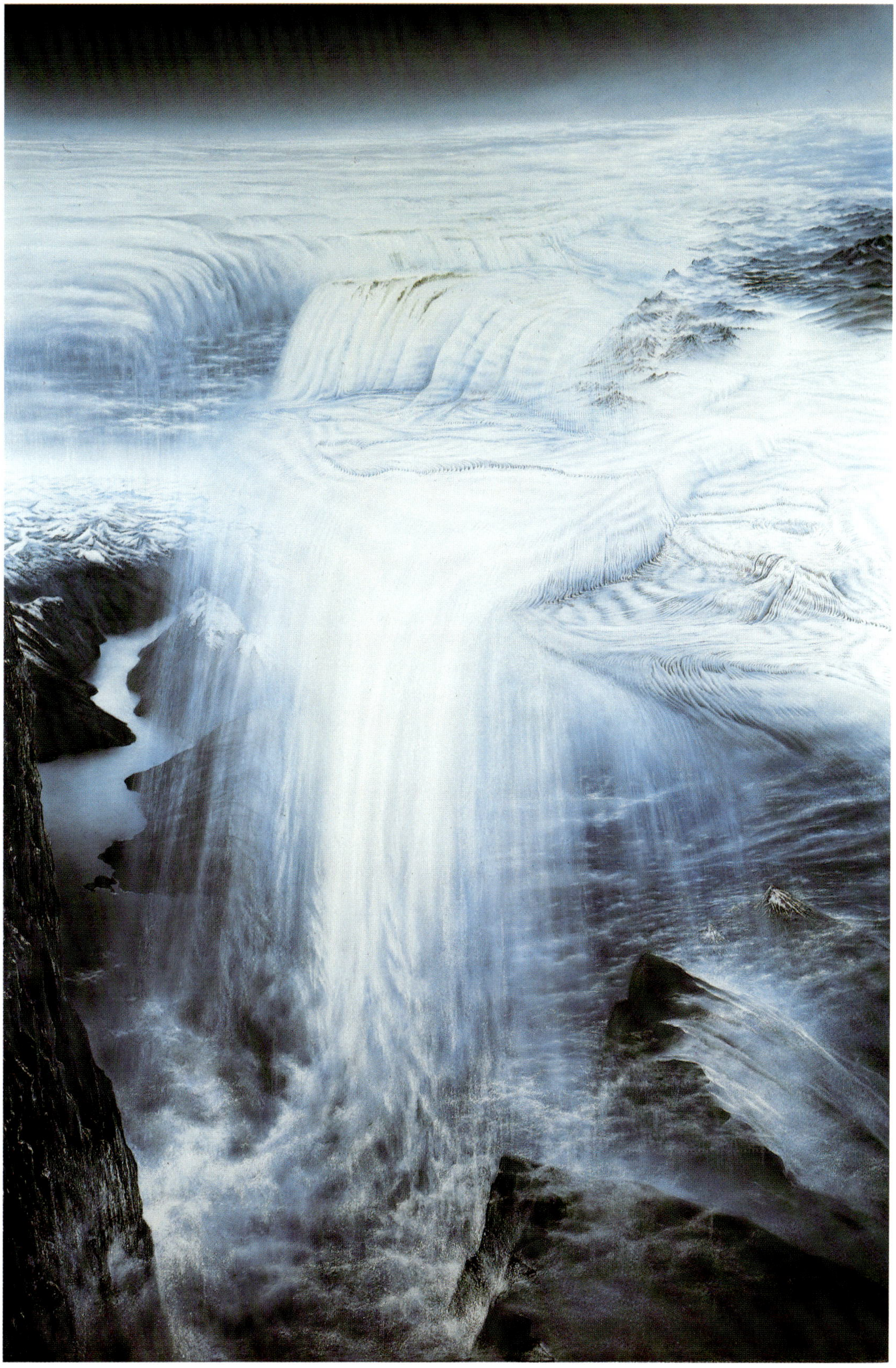

Ein Lied der Erde, 1975, 128 x 118 cm

Was wäre die Erde ohne Wasser! Erst das Wasser läßt sie ergrünen. Sturzbachartig schießt es zerstäubend talwärts. Seine elementare Kraft wird sinnlich erlebbar in diesen Bildern, deren Dynamik bestimmt ist vom „panta rhei" aus der antiken Philosophie: alles fließt, strömt unaufhaltsam, stürmt vorwärts – und stürzt und wandelt sich wieder.

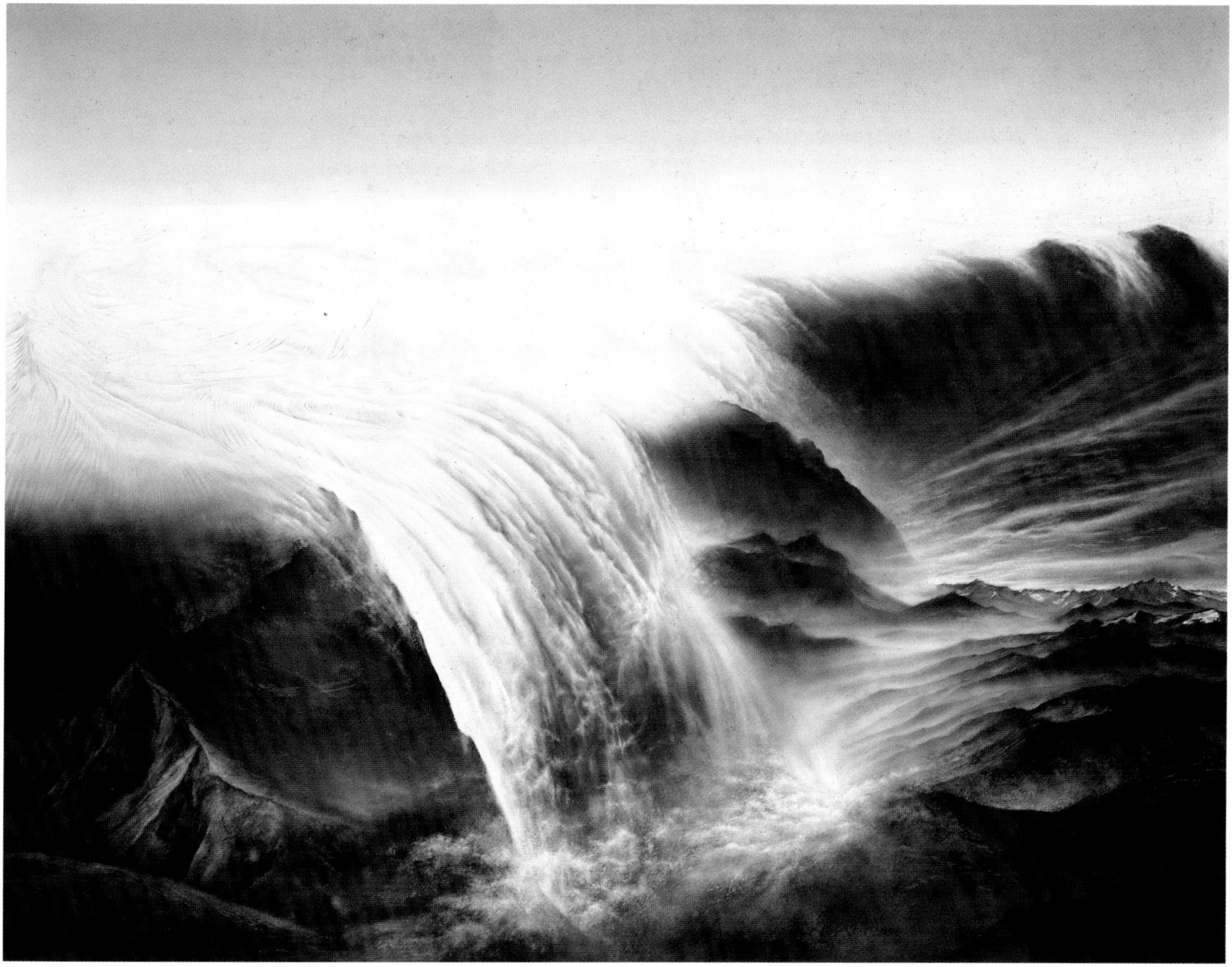

In die Zeit getreten, 1976, 125 x 190 cm

Immer wieder aufs neue bannt Hechelmann virtuos den Wandlungsreichtum seines Elements. Hier erleben wir Wassermassen gischt-weiß von Klippe zu Klippe geworfen. Wasserfälle stürzen in die Tiefe, Wasservorhänge verschleiern drunten das gebirgige Land.

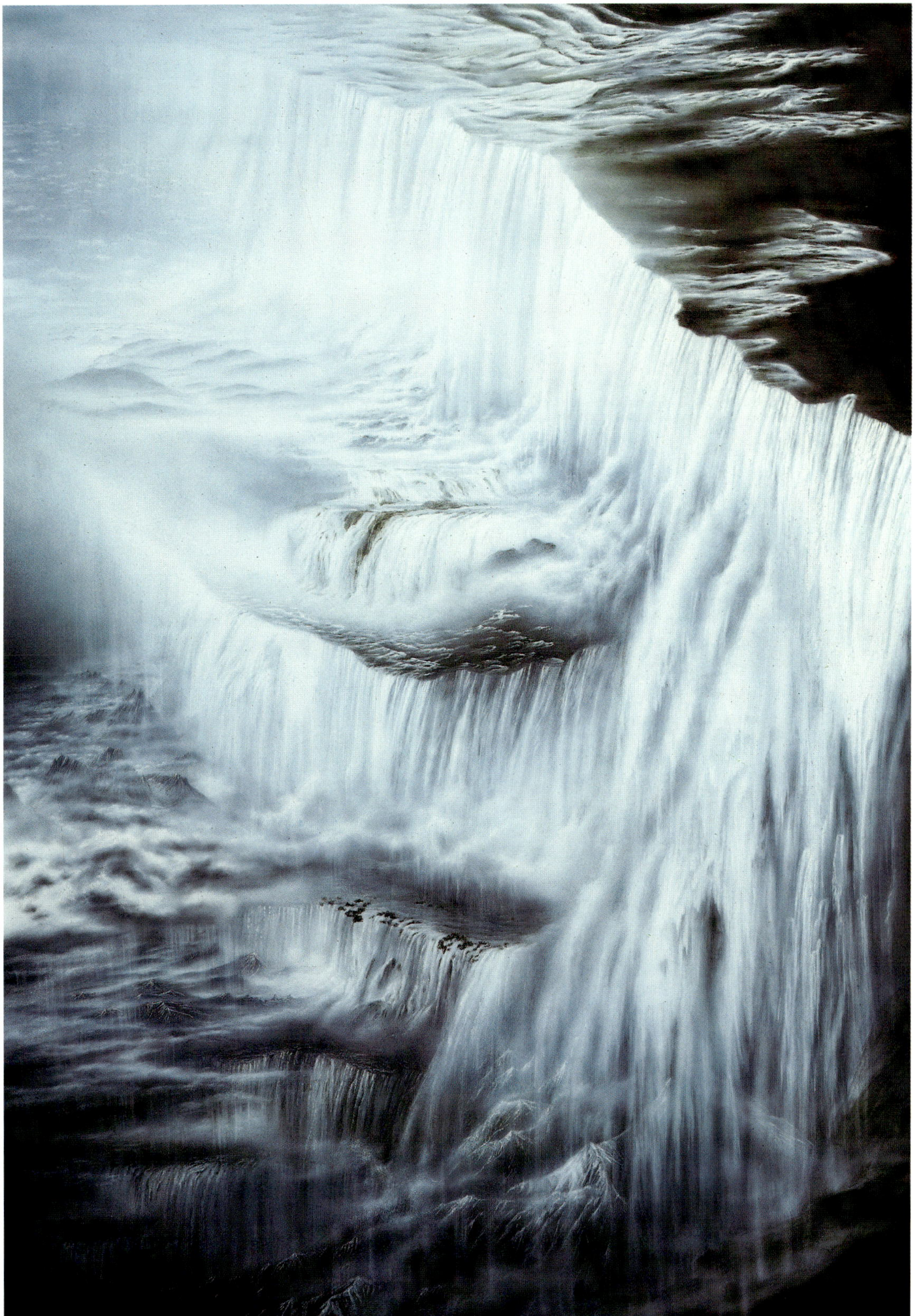

Ohne Titel, 1977, 120 x 103 cm

Hechelmann verblüfft durch eine Fülle neuer Bildideen bei diesem klassischen Motiv der Landschaftsmalerei, für das die Romantik eine besondere Vorliebe hatte. Mächtige Wasserfälle außergewöhnlich zu inszenieren, das macht dem Maler spürbar Spaß. Wie er diese malerische und kompositorische Herausforderung bewältigt, das schlägt den Betrachter immer wieder in Bann. Unbesiegbar wie eine undurchdringliche Mauer, so bieten sich in diesem Bild riesige Wassermassen dem Auge dar, lösen sich niederstürzend aus eisiger Erstarrung und zerstäuben. Der Maler huldigt urweltlichen Kräften im Bewußtsein der Ohnmacht des Menschen, der sich heute im Umgang mit Naturgewalten oft überschätzt.

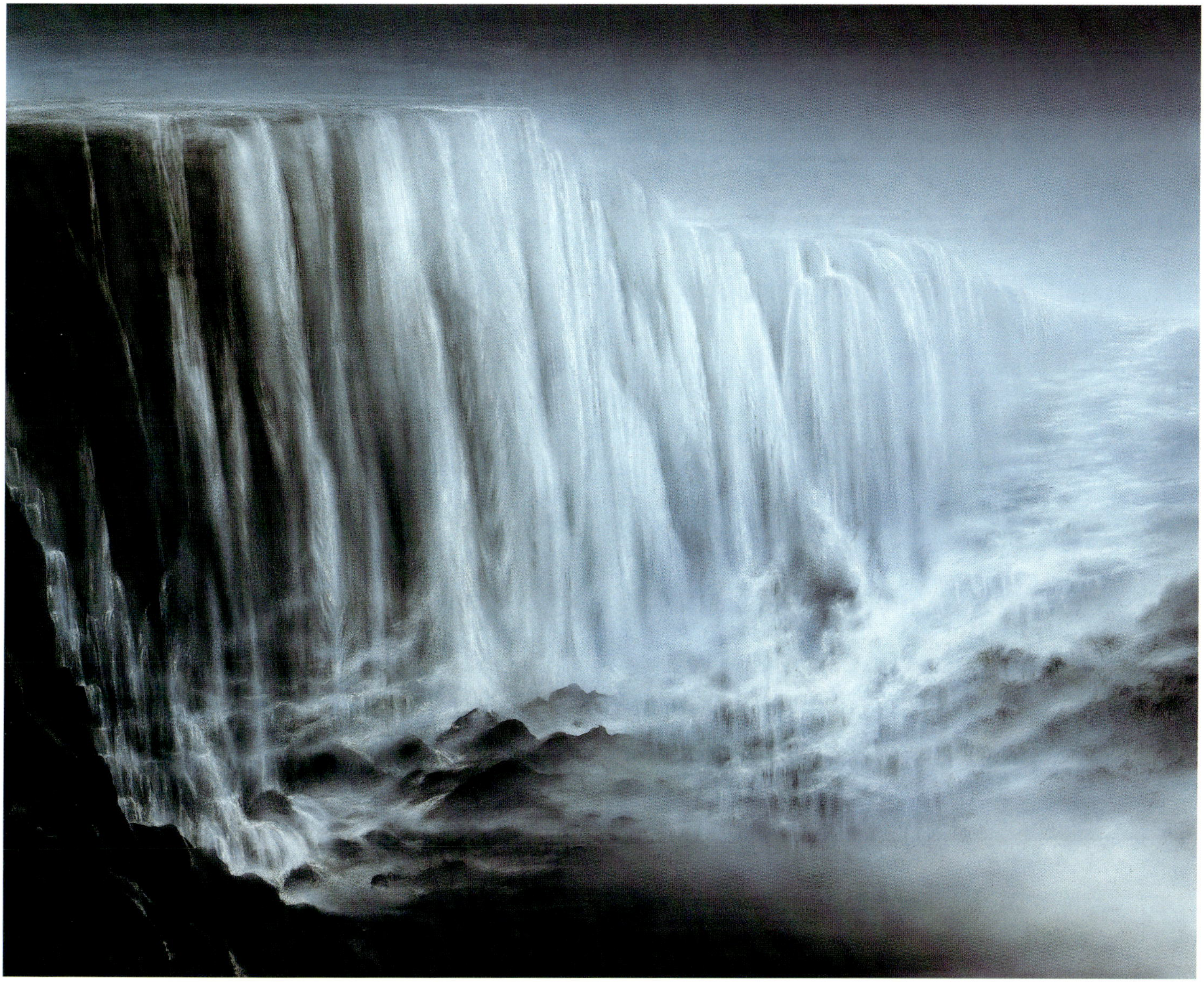

Blick in den Garten, 1978, 123 x 113 cm

Die Wassermassen haben sich in lichte Wolkenmeere verwandelt wie sie der Fliegende erlebt. Aus ihnen ergießt sich Helligkeit nebelzart auf die Erde. Grün wölbt sie sich dem Licht und dem Wasser entgegen, die Leben spenden. Hechelmanns Heimat, das Allgäu, mit seinen satten Matten und dunklen Wäldern, ist Pate gestanden für diese friedliche Vision.

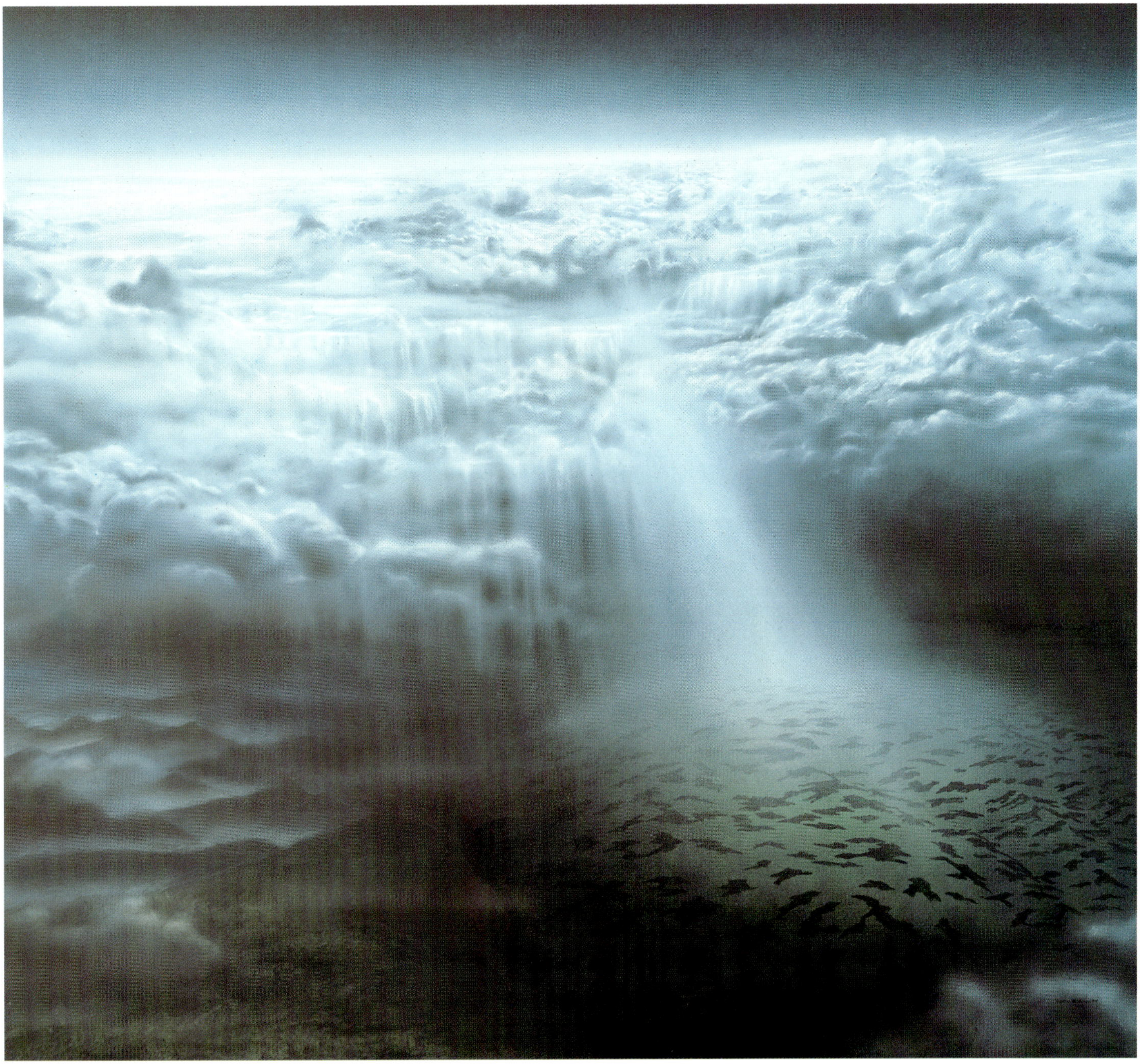

Brunnenlied, 1981, 125 x 170 cm

Eine in magisches Nachtblau getauchte kosmische Vision von schwindelerregender Kühnheit: die Lichtbahn auf dem Wasser spiegelnd zieht den Blick des Betrachters in die Bildtiefe und gleichzeitig ist der zum Greifen nahe Wasserfall Blickfang. Geheimnisvolle Tiefen tun sich auf. Virtuos spielt Hechelmann mit dem Licht. Er hat eine Vorliebe für grandiose Übersteigerungen realer Landschaftsszenerie bis ins Phantastische.

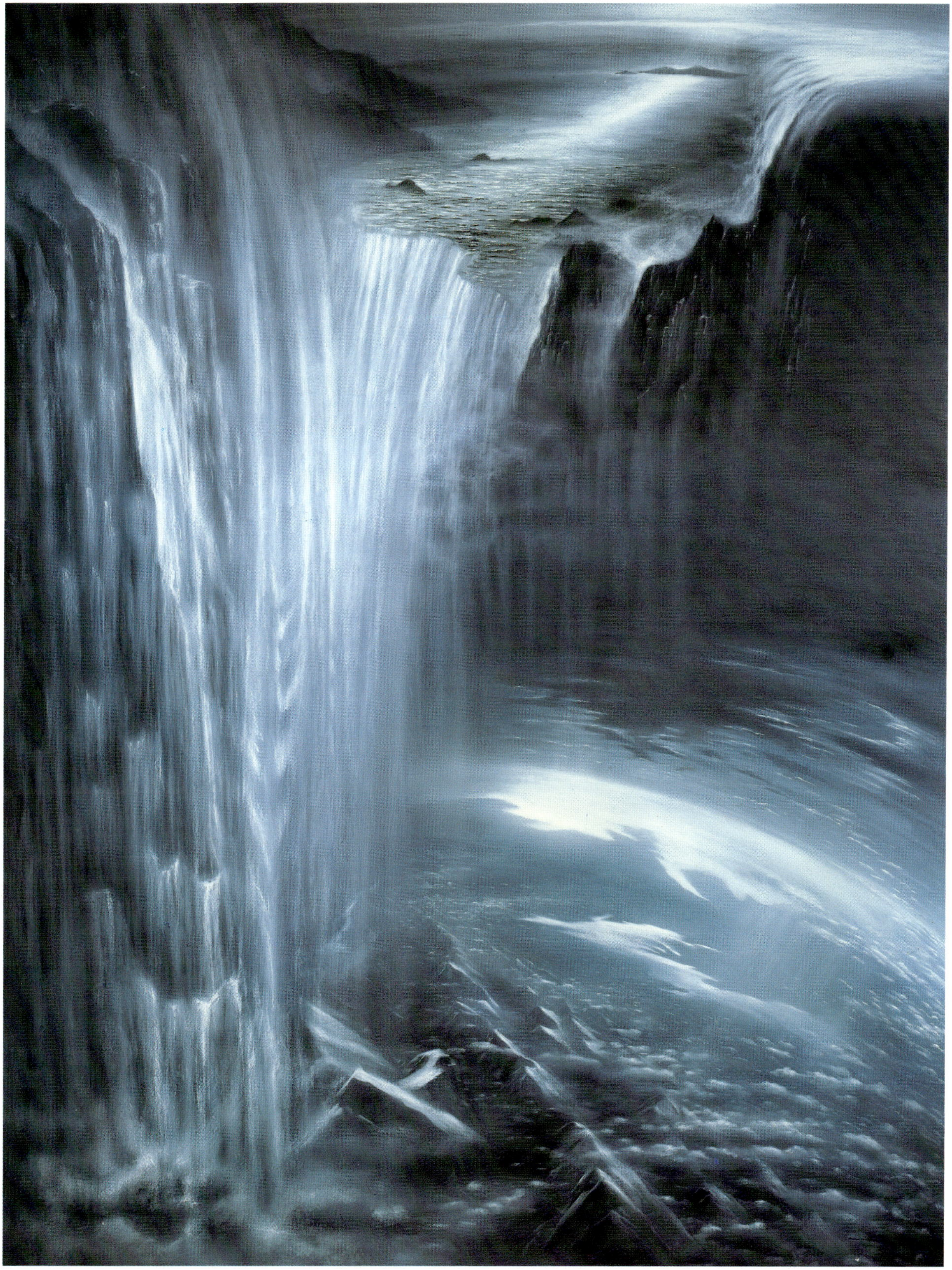

Landschaft

Vision und Gleichnis

Schau mal, Thekla, 1972, 70 x 75 cm

„Hoppla, Thekla" ist im Schwäbischen ein geläufiger Ausruf der Überraschung, der ein „Schau mal" oder ein „Paß auf" einschließt. Es wäre nicht im Sinne des Malers, würde der Betrachter mehr hinter diesem Titel suchen. Denn wer dem Titel zuviel Bedeutung beimißt, kann sich dadurch den Weg zum Bild mehr verstellen als erhellen, läuft Gefahr, seine Empfindung bei der Begegnung mit dem Bild einzuengen und so die Offenheit zu verlieren, es unmittelbar auf sich wirken zu lassen. „Titel sind nicht als Schlüssel zum Bild, sondern eher als Möglichkeit der Katalogisierung gedacht", sagt Hechelmann. Immer neue Bilderfindungen bietet er, um das Staunen vor der Wunderwelt der Natur sichtbar zu machen. Die Mühsal des Aufstiegs und die Winzigkeit der Bergsteiger im ewigen Eis werden spürbar. Die mächtigen frühlingsgrünen Blätter – Symbol einer den Winter immer wieder überdauernden Vegetation – werden zur Fata Morgana, die im Menschen Kräfte mobilisiert.

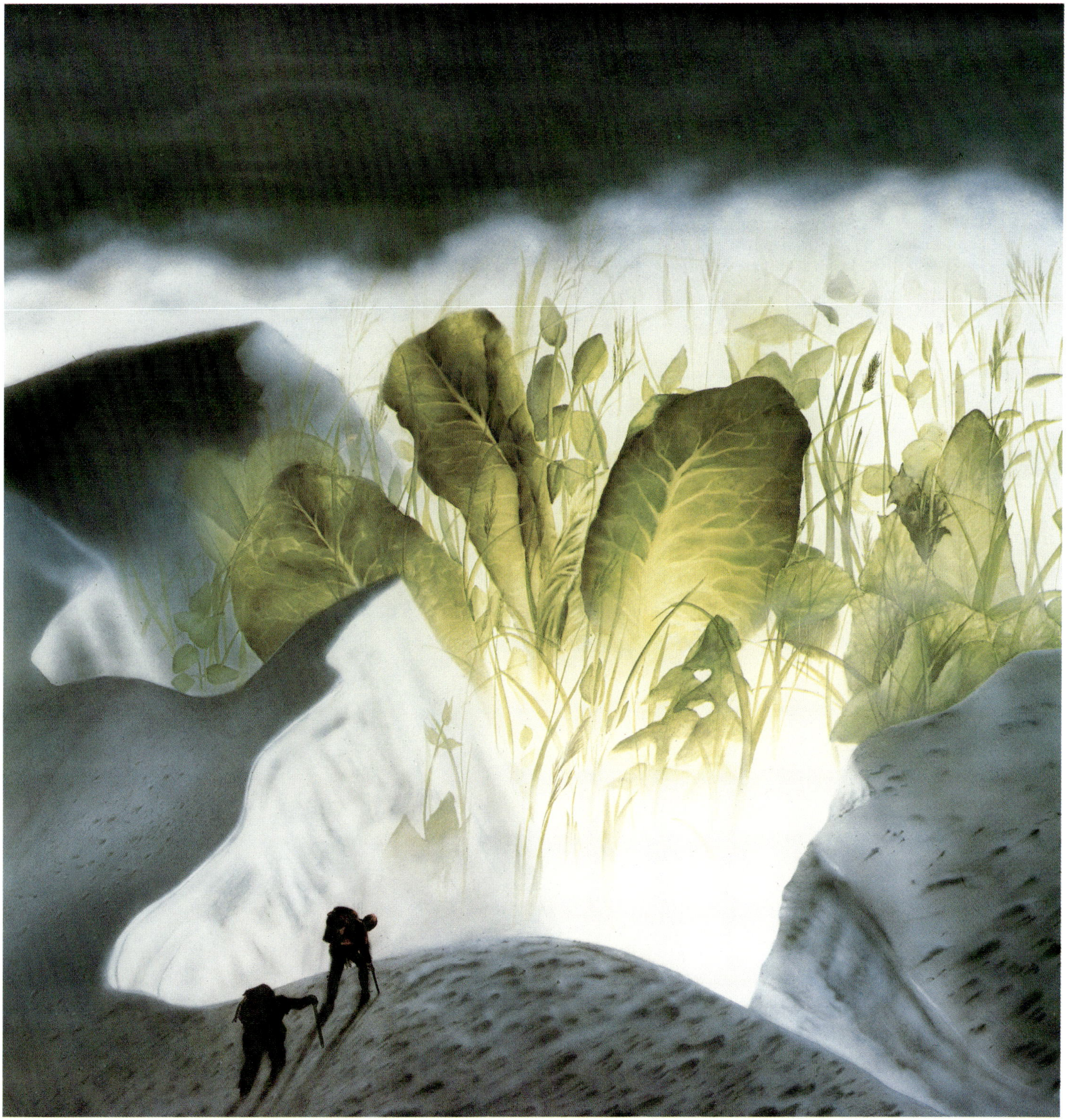

Ohne Titel, 1978, 123 x 115 cm

Dieses Bild ist – wie das vorangegangene – nicht zuletzt ein Beispiel dafür, wie gleitend in Hechelmanns Malerei die Übergänge sind vom noch Wirklichkeitsgebundenen zum frei Erfundenen, wie traumwandlerisch sicher der Maler aus Realem und Surrealem neue Bildwirklichkeit erschafft.

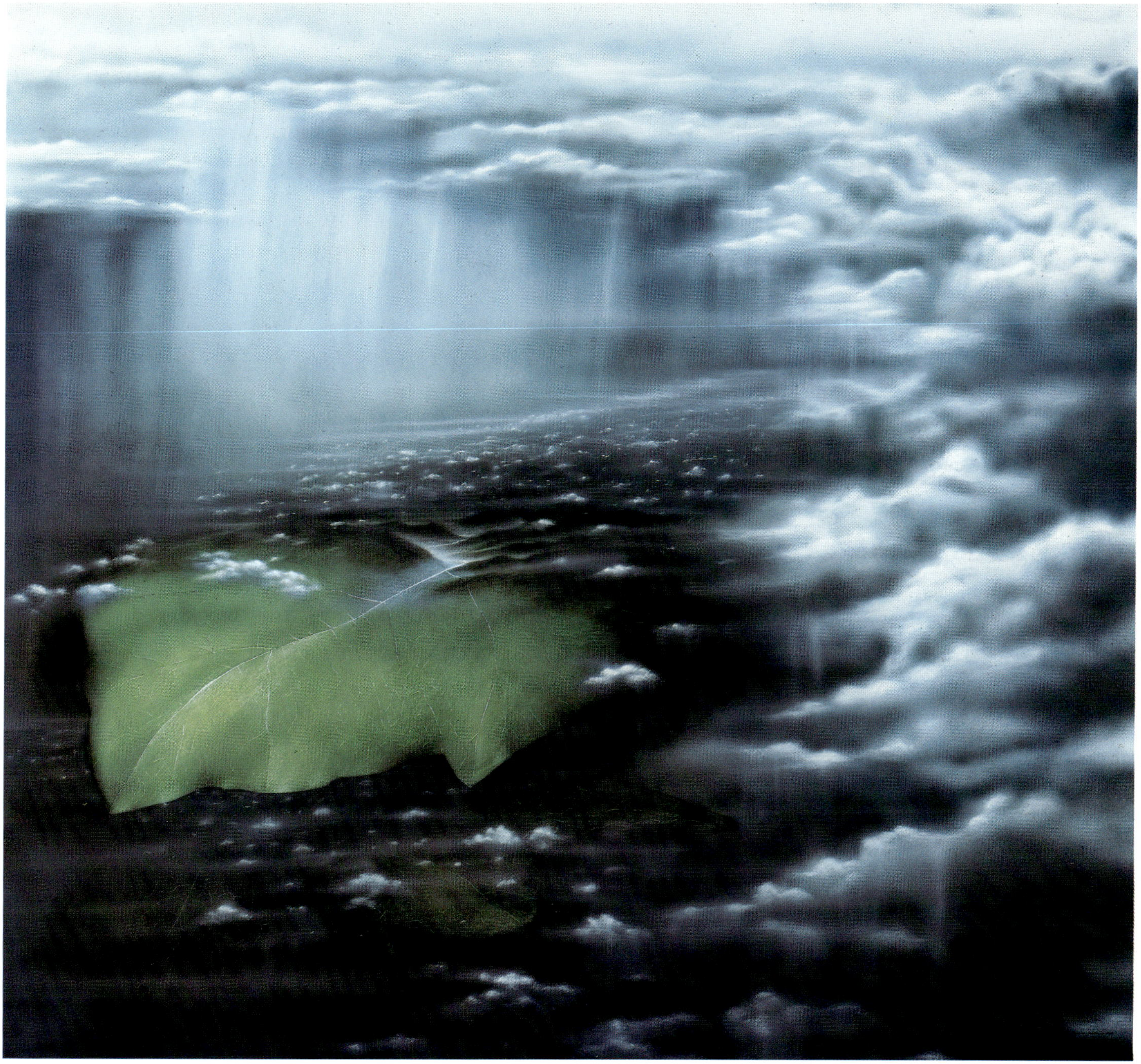

Der Durchbruch, 1979, 142 x 135 cm

Seit jenem Schöpfungstag, an dem Wasser und Berge geschieden waren, legt die Entwicklung der Erde Zeugnis ab von der Urgewalt dieses Elements: Wie Wasser den Durchbruch schafft auch durch Fels und Gestein, das hat Hechelmann mit seinem Bild in zeitlose Malerei umgesetzt.

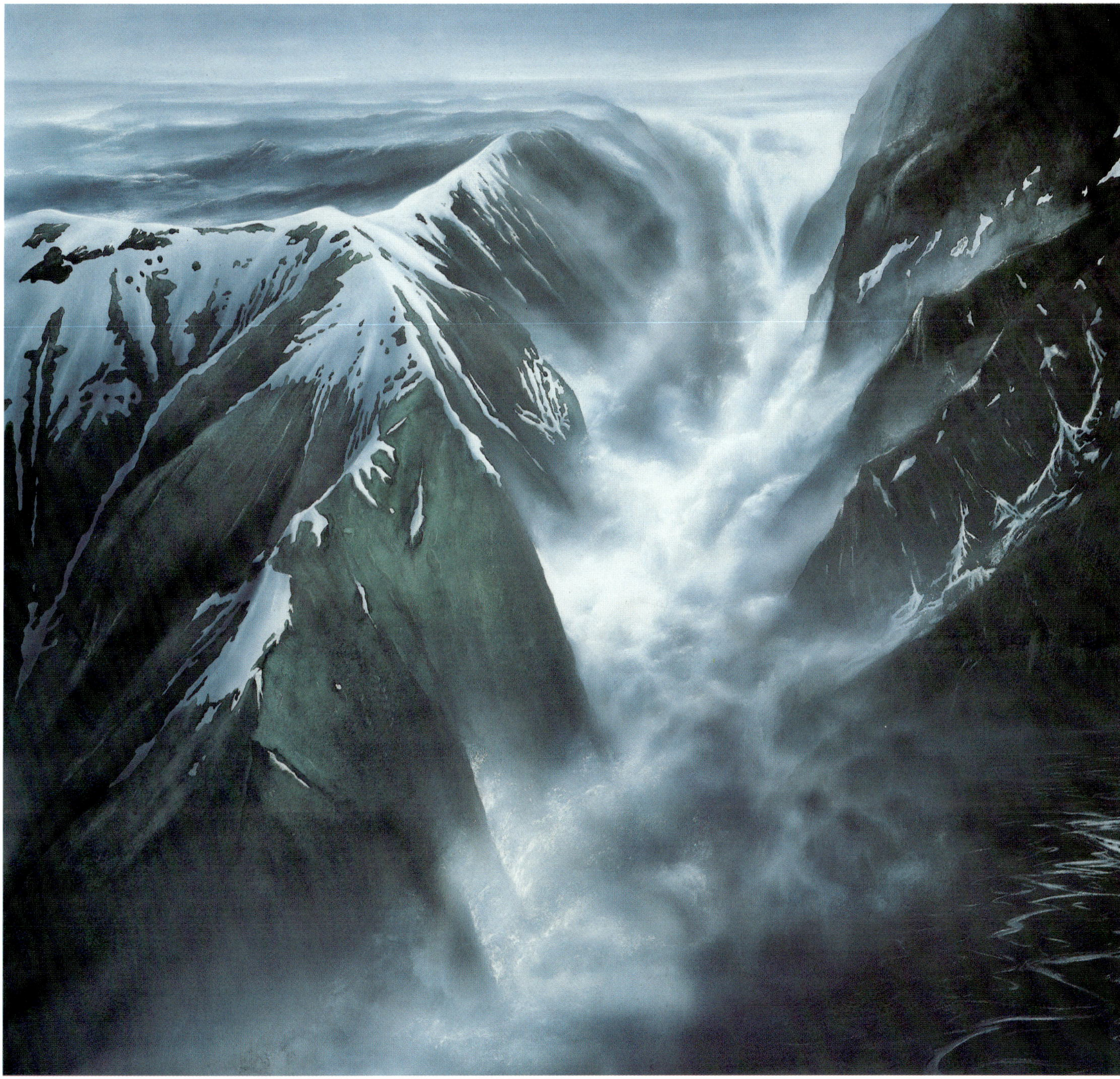

Das blaue Haus, 1979, 153 x 167 cm

Ausgelöst wurde dieser Bildeinfall durch den Fund eines leeren Schneckenhauses. Es war beschädigt und gab deshalb Einblick in seine innere Architektur. Sie faszinierte den Maler. Das Schneckenhaus wird ihm zur Spielform, mit der er sichtbar macht, wie sich Außenwelt und Innenwelt durchdringen. Er hat dieses Motiv viermal variiert, zu einem poetischen Gleichnis stilisiert.
Ein Stück Natur ist aufgehoben in Hechelmanns Schneckenhaus, ist umschlossen von ihm, und zugleich ist das Schneckenhaus selbst Teil der Natur: so wie unsere Welt ein Teil des Kosmos ist. Alles in der Schöpfung steht in einem größeren Zusammenhang. Die als riesiges Schneckenhaus gesehene Welt wird zum Sinnbild einer dem Menschen angeborenen Sehnsucht nach Geborgenheit. Das ist eine weitere Dimension seines Bildmotivs.

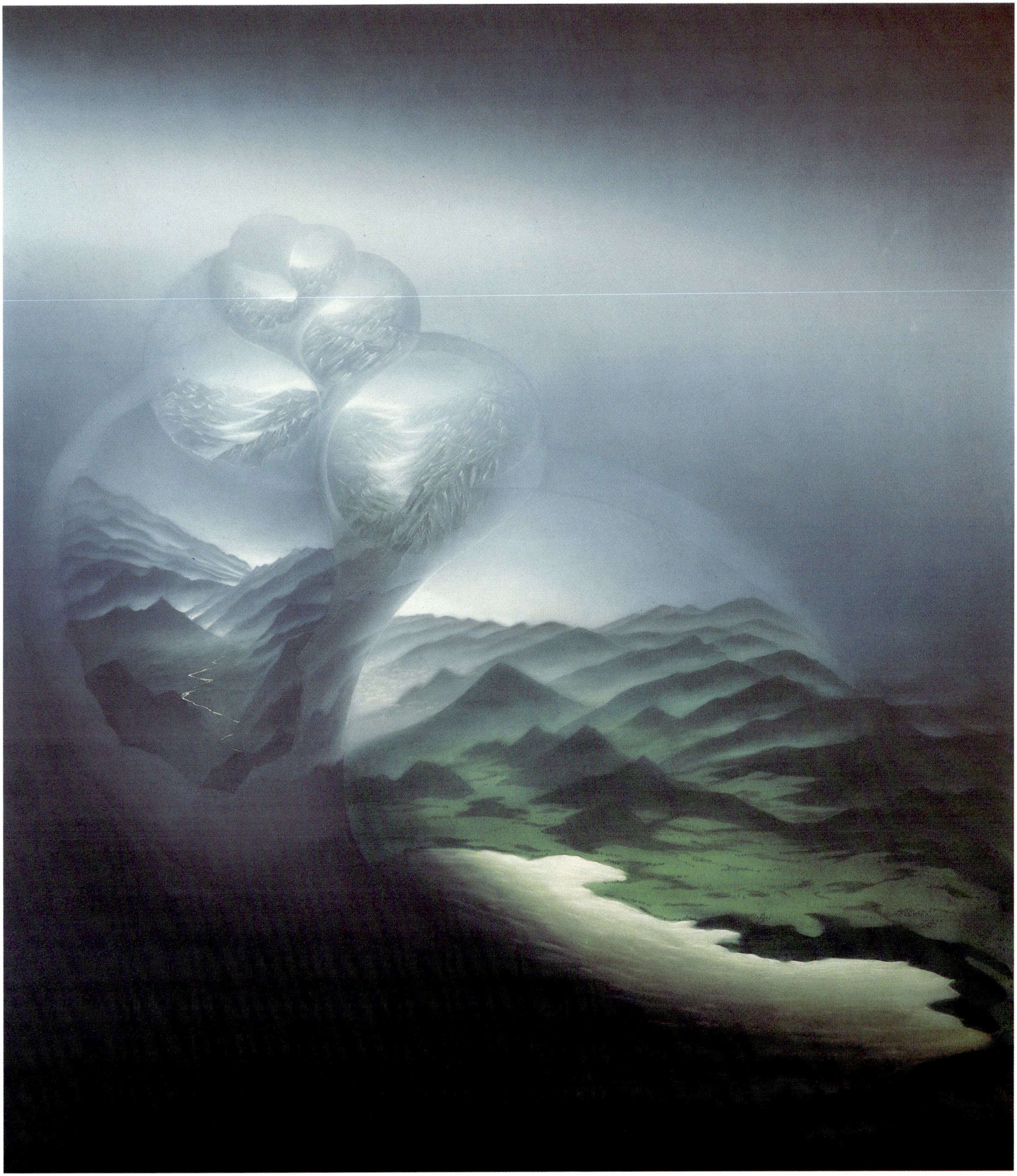

Gruß aus der Fremde, 1980, 125 x 131 cm

In diesem Motiv, das Hechelmann aus dem Schneckenhaus entwickelt hat, und das sich zu einer faszinierenden Phantasieform verselbständigt, ist die Spirale integriert, die wandlungsreiche Urstruktur im Mikrokosmos wie im Makrokosmos. Wie beide sich gegenseitig bedingen, dafür hat der Maler eine neue Metapher gefunden.

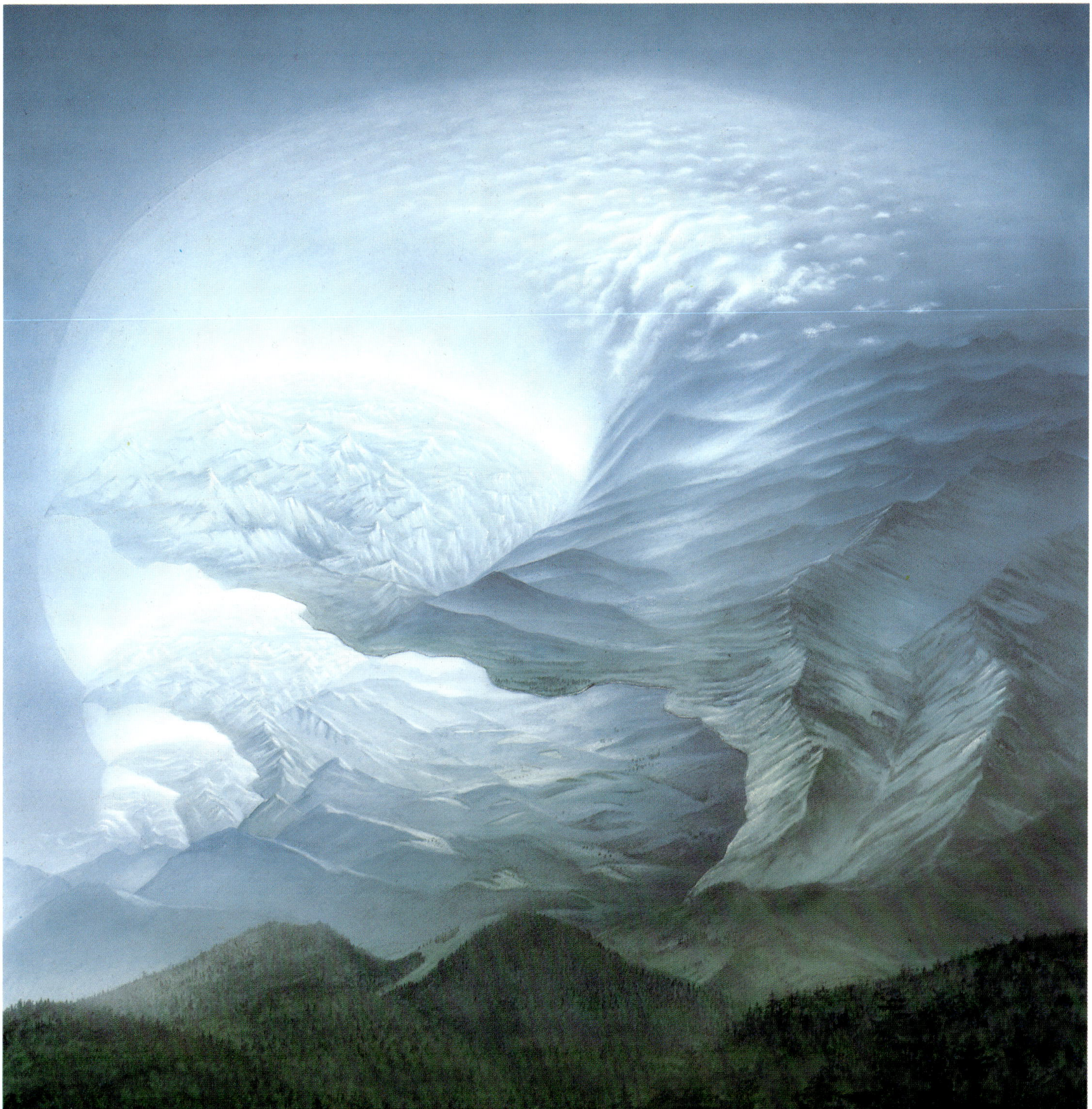

Aus der Art geschlagen, 1981, 102 x 125 cm

Der Baum hatte in alten Kulturen vielfältige mythische Bedeutung. Manches davon blieb lebendig, auch als er den Menschen längst nicht mehr Heimstatt von Göttern und Geistern war. Ehrfurcht empfanden die Menschen vor uralten Bäumen, hegten liebevoll die jungen und bestraften die Baumfrevler. Der Baum wurde zum Symbol des Lebens in der Natur, in der Kunst zum oft beschworenen Gleichnis.
Wie eng unser Schicksal mit dem der Bäume verknüpft ist, wird uns heute schmerzlich bewußt. Und mit der Angst, die Bäume – Garanten unseres eigenen Überlebens – könnten sterben, wächst der Wunsch, sie üppig wachsen und grünen zu sehen wie seit Jahrtausenden.
Seinen Wunschtraum vom Baum, der nicht aufhört zu wachsen, der schon alles überragt, dessen mächtige Krone tief eingetaucht ist im Himmelsblau und dessen Stamm Wolkenflocken umgaukeln, hat Hechelmann in diesem Bild verwirklicht. Sein erträumter Baum wird zum friedvollen Mahnmal.

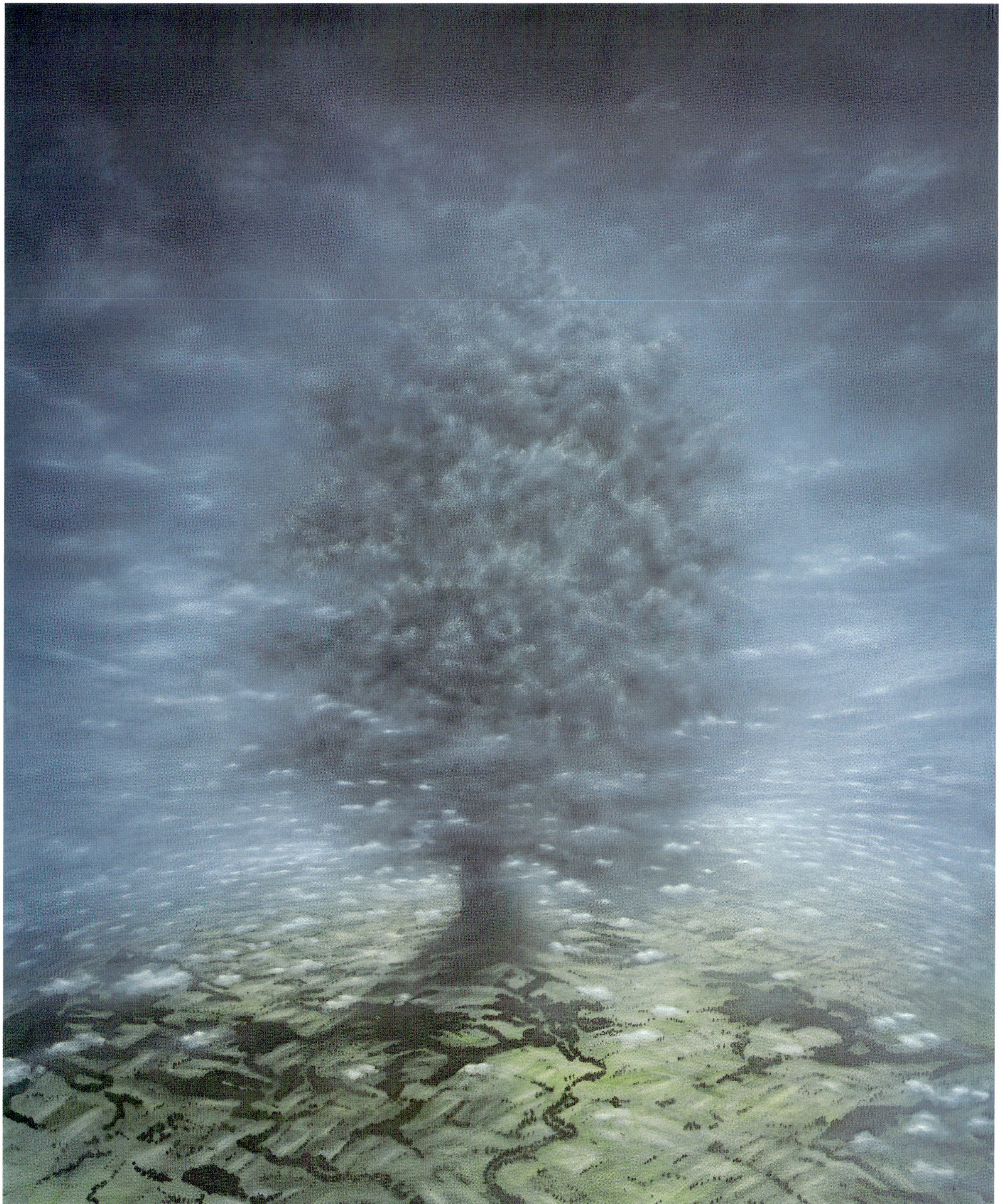

Versunkener Garten, 1983, 102 x125 cm

„Über Jahrtausende war die Betrachtung der Natur d a s große Thema der Malerei. Daß wir dieses Thema heute als niedlich abtun, zeigt unsere Arroganz und Selbstüberheblichkeit, unsere Naturentfremdung", sagt Hechelmann und malt mit seiner ganzen Kraft aus tiefer Überzeugung – weil das seinem Lebensgefühl entspricht – gegen diese Entwicklung an. Denn seine Kunst lebt aus der Ehrfurcht vor der Schöpfung. „Die Natur braucht uns nicht, aber wir sie. Deshalb soll sie auch heute noch Thema der Kunst bleiben", argumentiert der Maler. Die Natur ist für ihn das große Symbol für alles, was den Menschen ausmacht und angeht. Deshalb lassen seine Visionen das Abbildhafte weit hinter sich, werden zu Gleichnissen, zu Seelenlandschaften, sind bildgewordene Träume. Auch bei „Land unter", auch wenn Atlantis versunken ist, und selbst wenn das Allgäu versänke, das ihm Modell steht für seine Malerei: die ewige Schönheit der Schöpfung überdauert. Der Maler preist sie auch mit seinem „Versunkenen Garten" – einem Garten Eden.

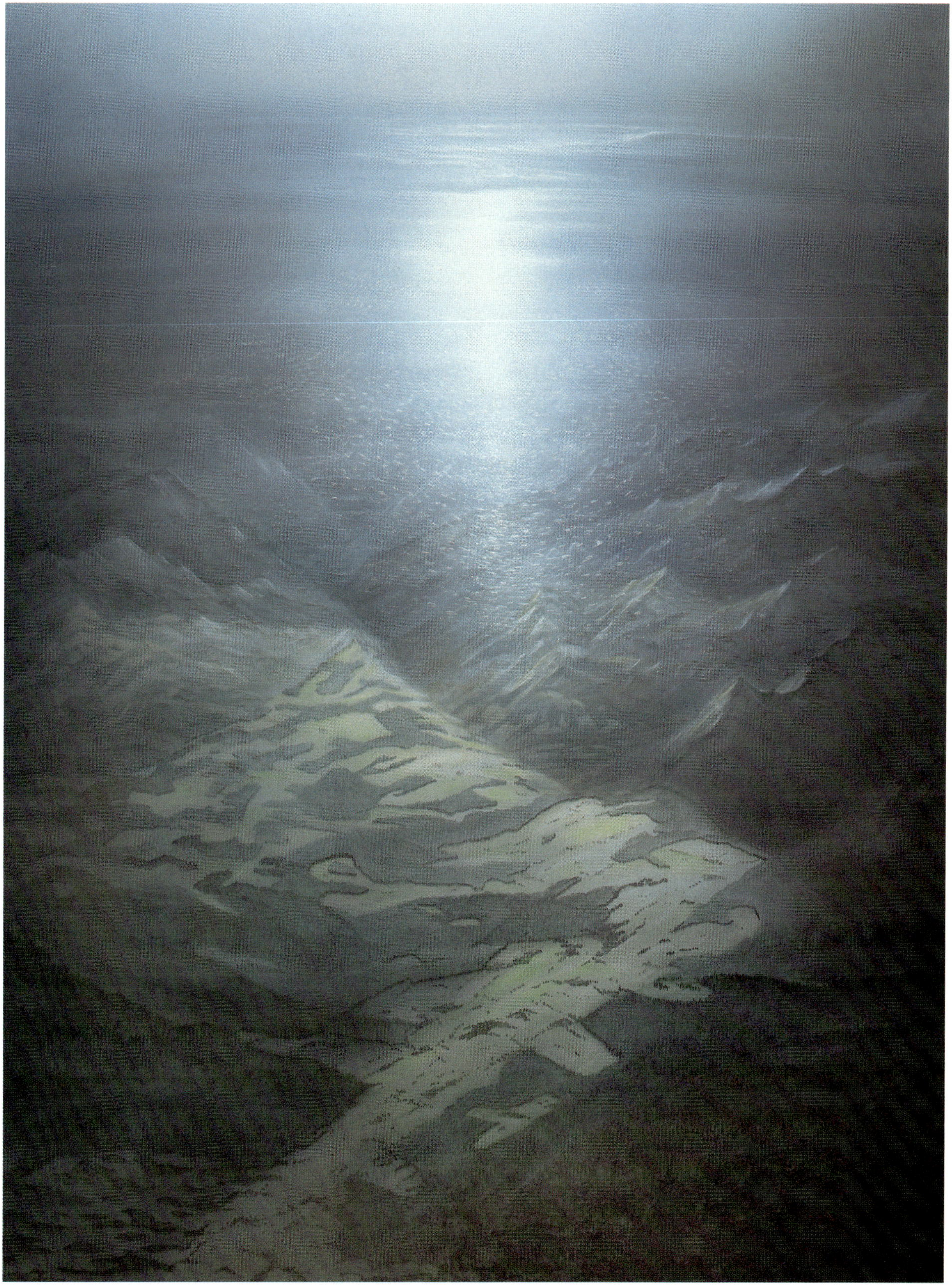

Ende eines Langlaufes, 1986, 72 x 88 cm

Winzig klein ist die Spur des Menschen im Schnee. Der Maler läßt eine begrünte Kugel, zerbrechlich wie Glas, schön und vergänglich wie eine Seifenblase, schweben über verschneitem Gebirge in firnblauer Weite, wolkenumspielt. Eine poetische Metapher voll tieferer Bedeutung. In diesem Bild noch tröstliche Vision, denn die üppige Vegetation der grünen Kugel verheißt inmitten weißer Winteröde Wachstum auf Erden. In weiteren Variationen gewinnt dieses Motiv bei Hechelmann allerdings eine apokalyptische Dimension dazu. Ist diese begrünte Kugel, ist die Erdkugel schon auf ihrer Endbahn, weil der Mensch sie an die Grenzen ihrer Belastbarkeit bringt? Kann die zerbrechliche Schönheit der grünen Kugel die Menschen noch rechtzeitig zu Umkehr bewegen, bevor alles Leben erstirbt?

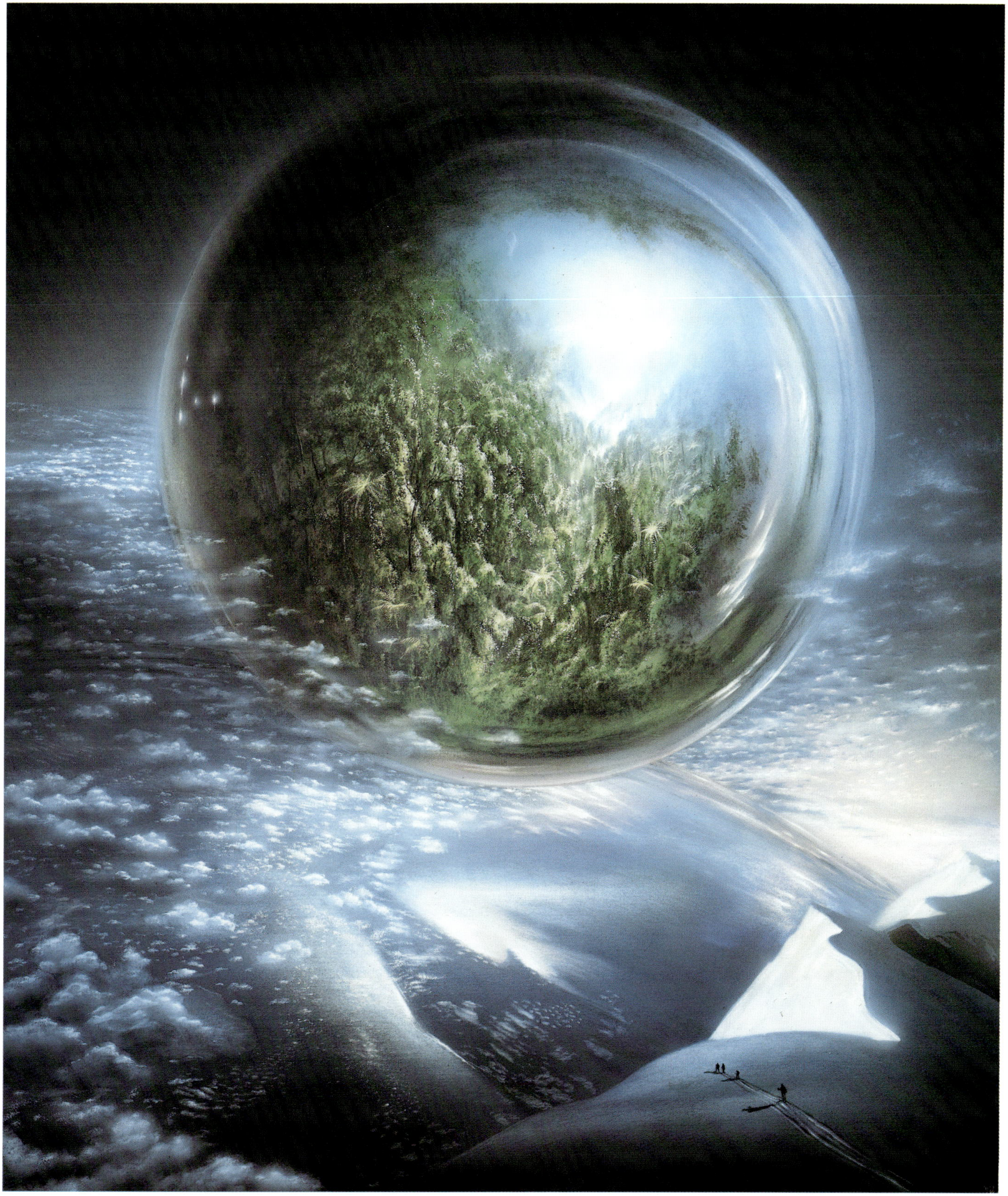

Türmer

Mensch und Schöpfung

Türmer ruhend, 1981, 125 x 170 cm

Der Türmer ist Friedrich Hechelmanns zweite große Symbolfigur nach seiner Hilde, dem Motiv, mit dem seine großformatige Tafelmalerei begann, noch an der Wiener Akademie, die damals Hochburg des Phantastischen Realismus war.
Ruhend unter Wellenschleiern, im kosmischen Licht eins mit Wasser und Luft, den Lebenselementen, so hat der Maler seinen Türmer – eine Adam-Figur wie aus Marmor gemeißelt – hingebreitet ins Bildgeviert: Vision eines Schöpfungstages, unwirklich noch und voll Geheimnis.

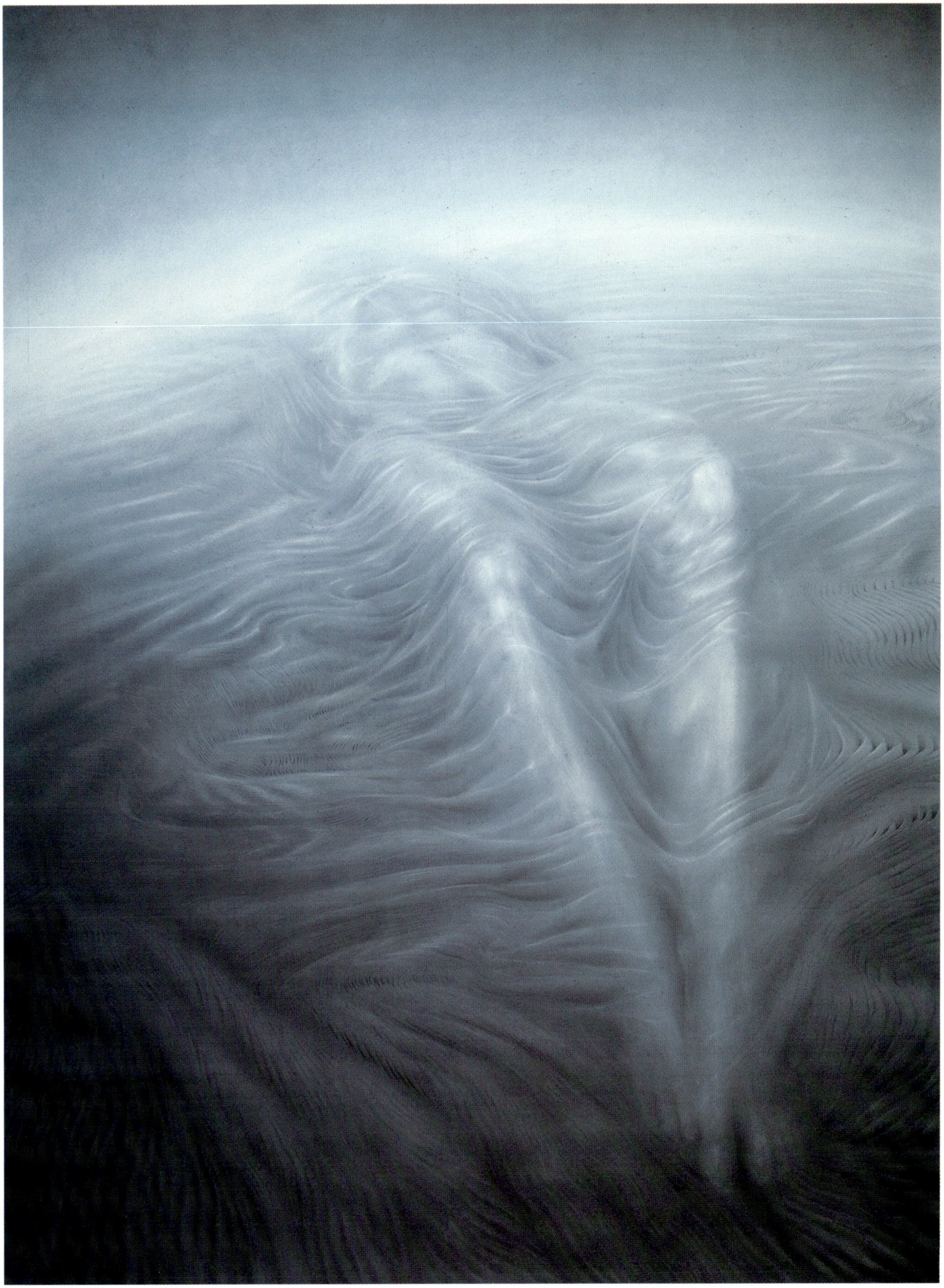

Türmer auf die Sonne wartend, 1983, 125 x 170 cm

Die Zeiträume der Schöpfungsgeschichte entziehen sich wie die Unendlichkeit der Vorstellungskraft des Menschen, übersteigen das Maß dessen, was ihm noch faßbar ist. Und doch ist eine Ahnung davon in Hechelmanns grandioser Vision: Himmel, Meer und Erde, eisblau alles, urweltlich und endzeitlich zugleich. Land türmt sich gefrorenen Wassern gleich gebirgig empor, und völlig verwachsen mit ihm, erst ahnbar in seiner Gestalt, still und starr der Mensch, ausgesetzt in schwindelnder Höhe, ganz Sehnsucht nach Licht, das ihn wärmt und erweckt zum Leben.

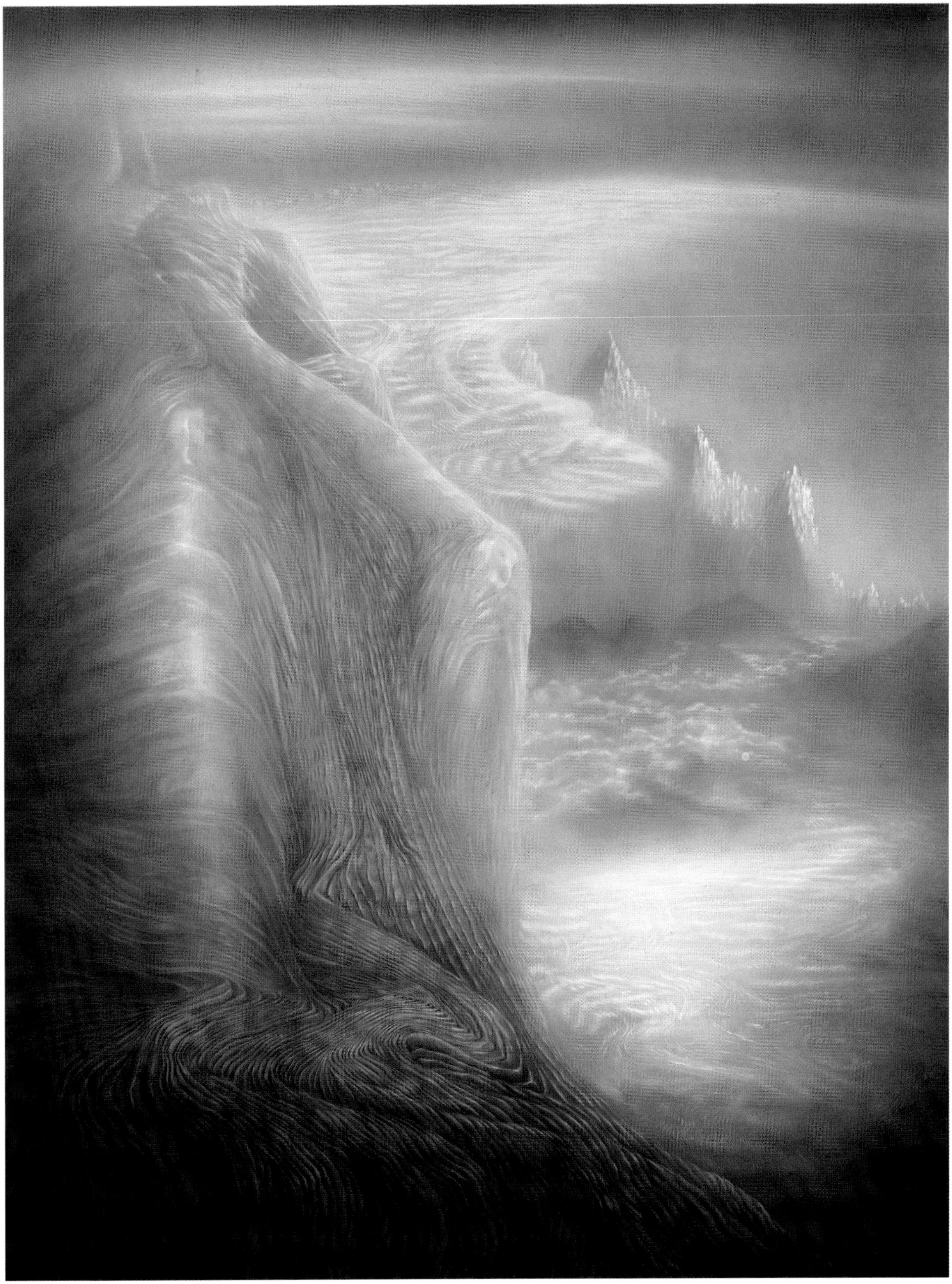

Türmer erwachend, 1981, 150 x 136 cm

Zu seinen Füßen freundlich die Landschaft, sanft sich öffnend dem lichten Horizont entgegen, heiter umwölkt, noch traumverhangen das Haupt: so läßt Hechelmann seinen schönen Adam erwachen und nennt ihn „Türmer", weil er „Zum Sehen geboren, / Zum Schauen bestellt ist" wie es bei Goethe steht, in Faust II, und weil damit auch das Lebensgefühl des Malers artikuliert ist.

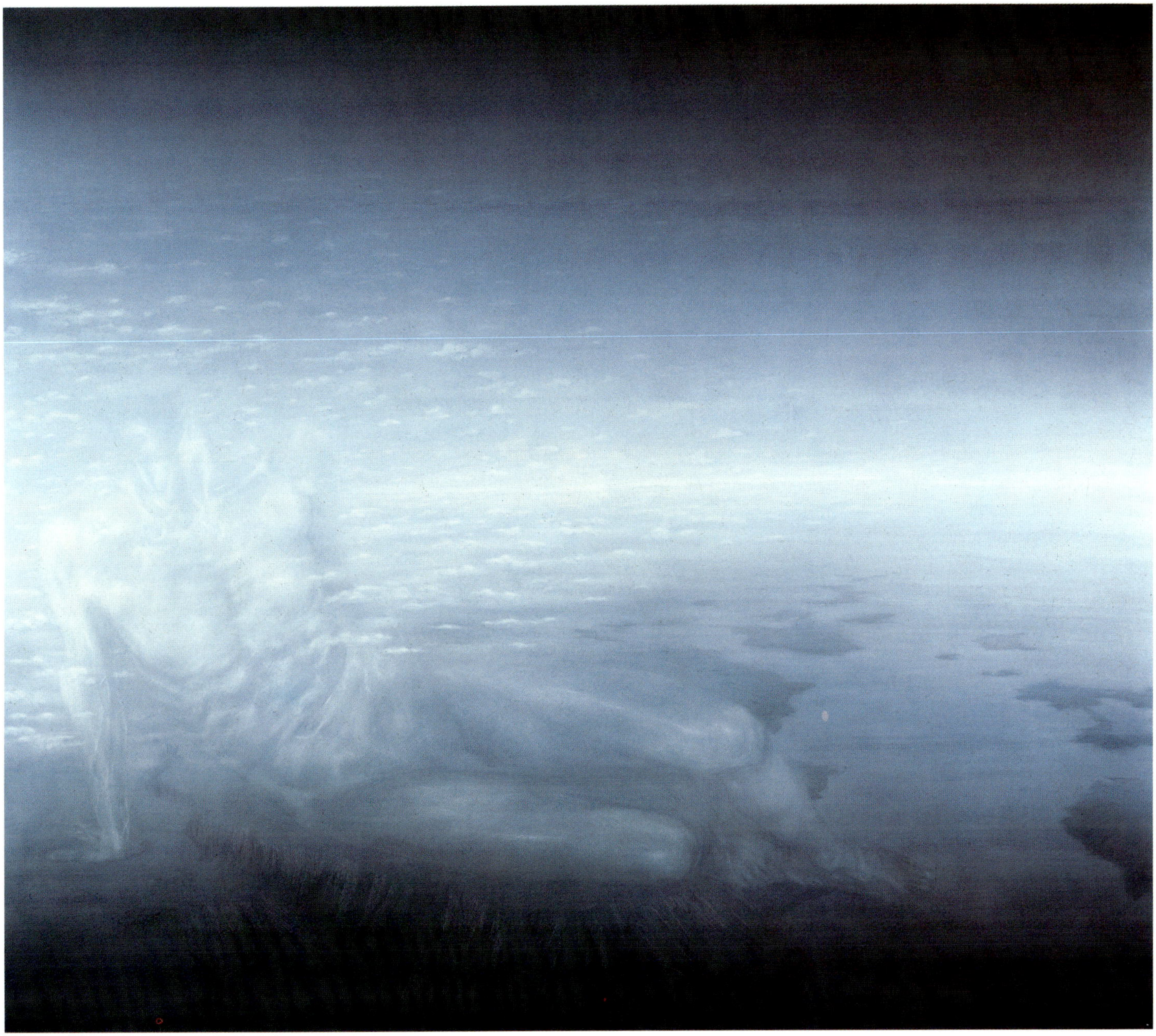

Der Aufstieg, 1988, 161 x 151 cm

Der Mensch als Türmer, der dem Himmel näher und dem Irdischen etwas entrückt ist, der einen weiteren Horizont hat, das ist eine Lieblingsvorstellung der deutschen Romantik. Der Mensch, zum Sehen geboren und zum Schauen bestellt, der den Einklang mit der Schöpfung sucht, wohl wissend, daß er durch Leib und Seele Erde und Himmel angehört, das ist eines der großen Gleichnisse in Friedrich Hechelmanns Kunst, das ist Teil seiner bildgewordenen positiven Utopie. Seine Malerei versinnlicht und versinnbildlicht Geistiges, eine in allem waltende höhere Ordnung. Und je tiefer der Mensch eintaucht in die Geheimnisse der Natur, ohne ihre Harmonie zu stören, umso leichter wird es ihm, Balance zu halten zwischen Himmel und Erde, umso freier bewegt er sich – Hechelmanns schwimmendem, schwebendem Türmer vergleichbar – in Anmut und Schönheit, immer bereit, aufzusteigen in neue Dimensionen des Seins.

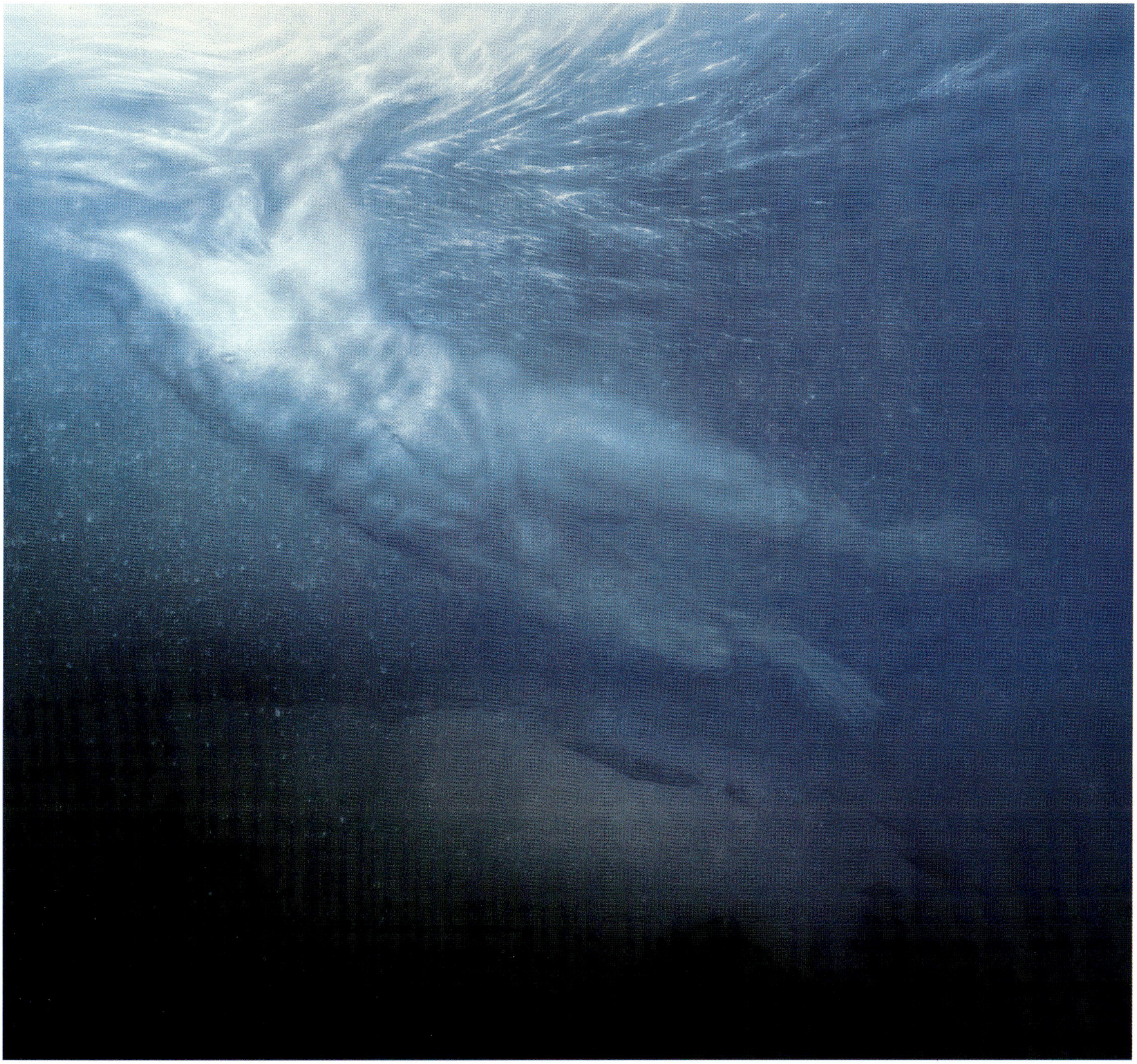

Der Morgen, 1988, 127 x 146 cm

Hechelmanns männliche Symbolfigur, der Türmer, athletisch der Körper und zugleich verklärt, Ich-versunken und dem Dasein hingegeben, im Irdischen wurzelnd, geborgen im Grün, der Farbe des Lebens auf Erden, ins Licht sich erhebend, umspielt vom Blau des Himmels, der Farbe der Sehnsucht und der Träume, ruhend in Schönheit, friedvoll – ein versöhnliches Bild. „Schönheit bändigt allen Zorn" singt Goethes Türmer. Solche Botschaft kündet unbeirrt heute auf ihre Weise die Malerei von Friedrich Hechelmann.

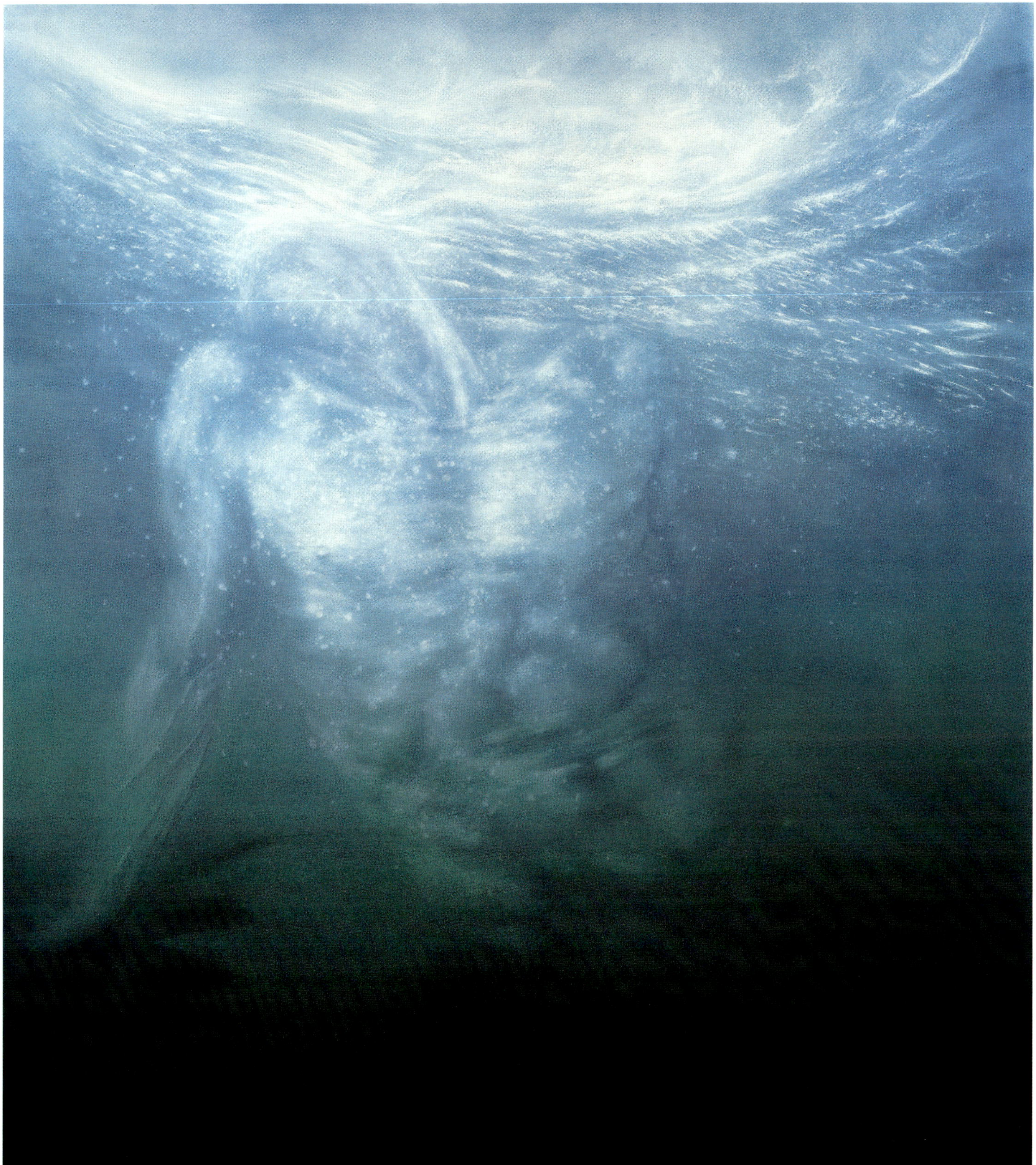

Aufbruch

Die Arche, 1989, 150 x 126 cm

Hechelmanns Arche rettet ein begrüntes Stück Land. Ein poetisches Bild voll politischer Brisanz. Denn heute ist nicht nur alle Kreatur in Gefahr, wie einst bei Noah aus der Bibel, sondern die Natur als Ganzes.
Gehügelt ist das Stück Land dieser Arche wie die von Nadelwald gesprenkelte grüne Flur in des Malers Heimat. Er spürte früher als andere, wo auch die Idylle einer heilen Welt trügt, erfüllt so wie von selbst und friedfertig das Postulat streitbarer Zeitgenossen,daß nämlich der Künstler Seismograph seiner Zeit zu sein habe.
Der Symbolkraft dieses Bildes kann sich im späten 20. Jahrhundert wohl niemand mehr entziehen.
Die grüne Arche, die das Wolkenmeer durchpflügt, macht Gleichgesinnten Mut zu neuem Aufbruch, setzt Rettungswillen in immer mehr Menschen frei.

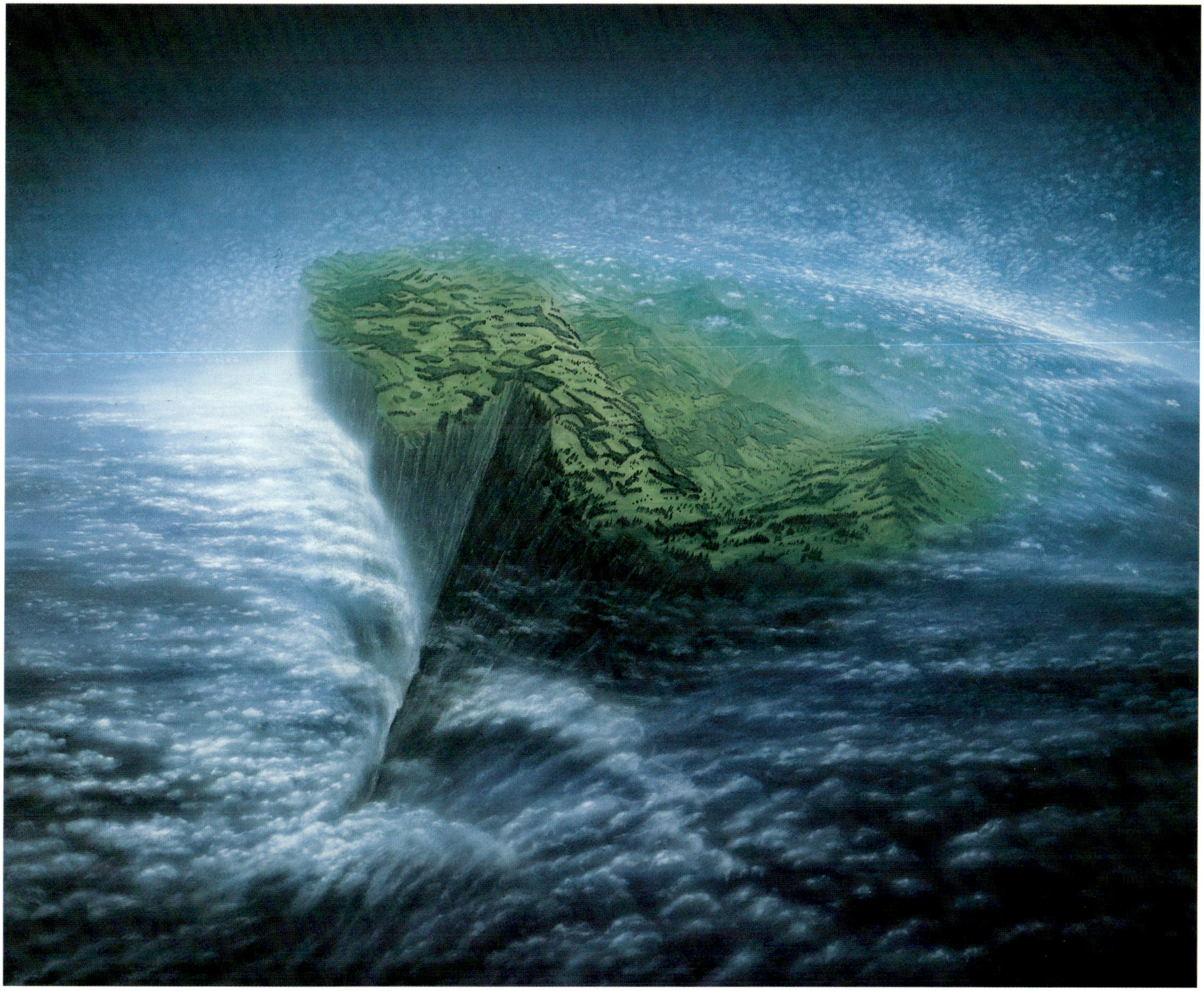

Trilogie des Wassers, 1990/1991, I, 161 x 152 cm

„All den Weisen dieser Welt, all den Menschen, die sich als Teil unserer Schöpfung sehen und sich sorgend und schützend um unser kostbarstes Element, das Wassser, bemühen" hat Hechelmann Ende der achtziger Jahre seine Illustrationen zu Eduard Mörikes Schöner Lau gewidmet. An diese Brüder und Schwestern im Geiste wendet sich ebenso seine Bildbotschaft im großen Format: die grandiose „Trilogie des Wassers". Die Wandlungskraft dieses Elements ist zugleich versinnlicht und spiritualisiert. Wasser wird zum Sinnbild. Es ist für Hechelmann unerschöpflicher Quell der Inspiration.

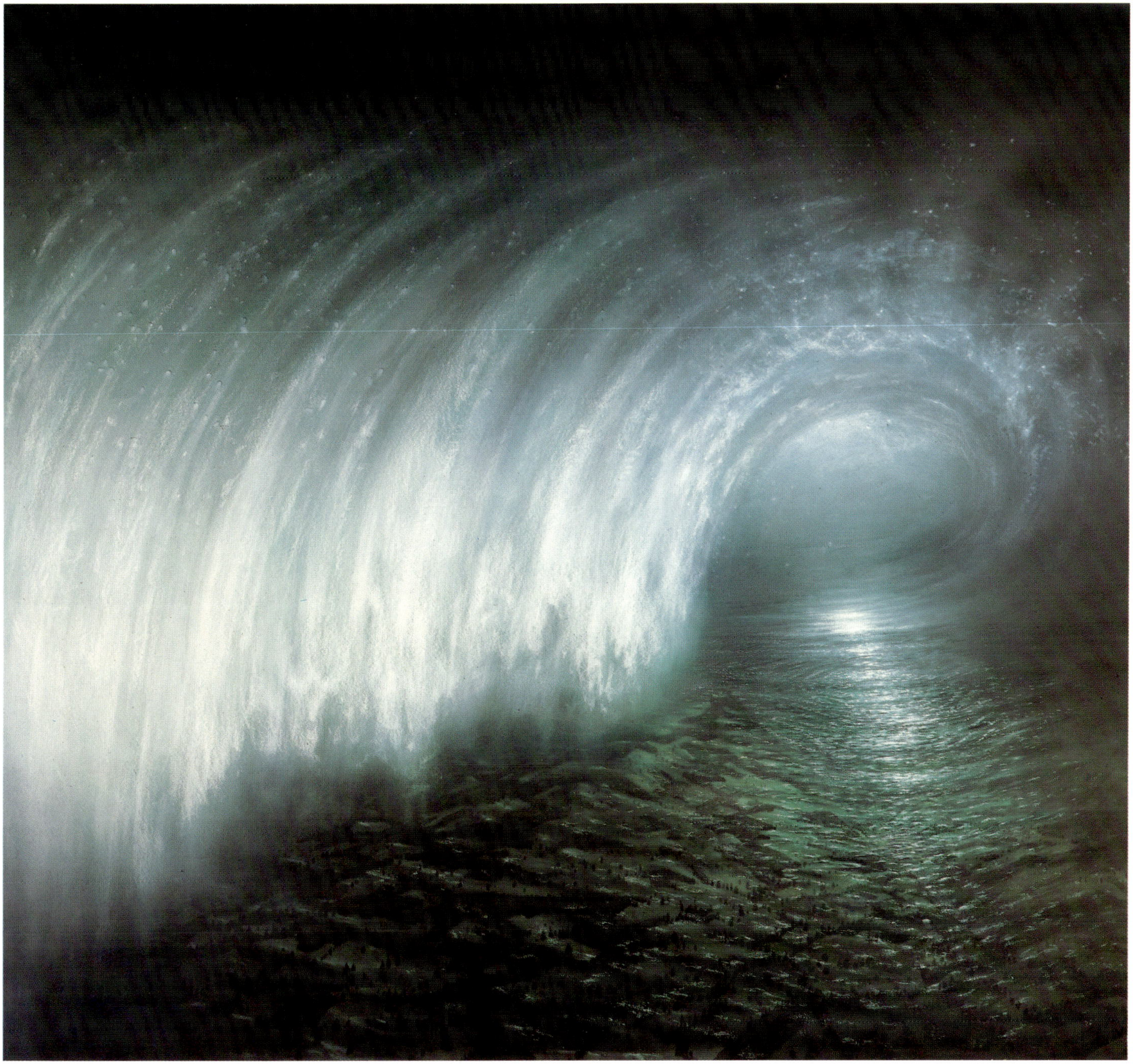

Trilogie des Wassers, 1990/1991, II, 161 x 152 cm

Diese Hymne an das Wasser ist malerisch sensibel instrumentiert mit Farbpigmenten aus frisch und feinst zerriebenen naturgegebenen Mineralien.
Erlebbar wird, wie aus Bewegung Form entsteht, wie die Energie des Wassers sich jenseits des Abbildhaften durch den künstlerischen Gestaltungsprozeß in zeitloser Ästhetik manifestiert. Begann die Trilogie mit einer mächtig sich wölbenden, gleichsam kreisenden Woge, so verfestigt sich die Dynamik des Flüssigen in diesem zweiten Bild zu Körperlichkeit, zu einer phantastischen klaren, gleißend weißen, eisig kühlen Form, mit jener für Hechelmann seit seinem ersten Hilde-Bild so typischen Lamellenstruktur.

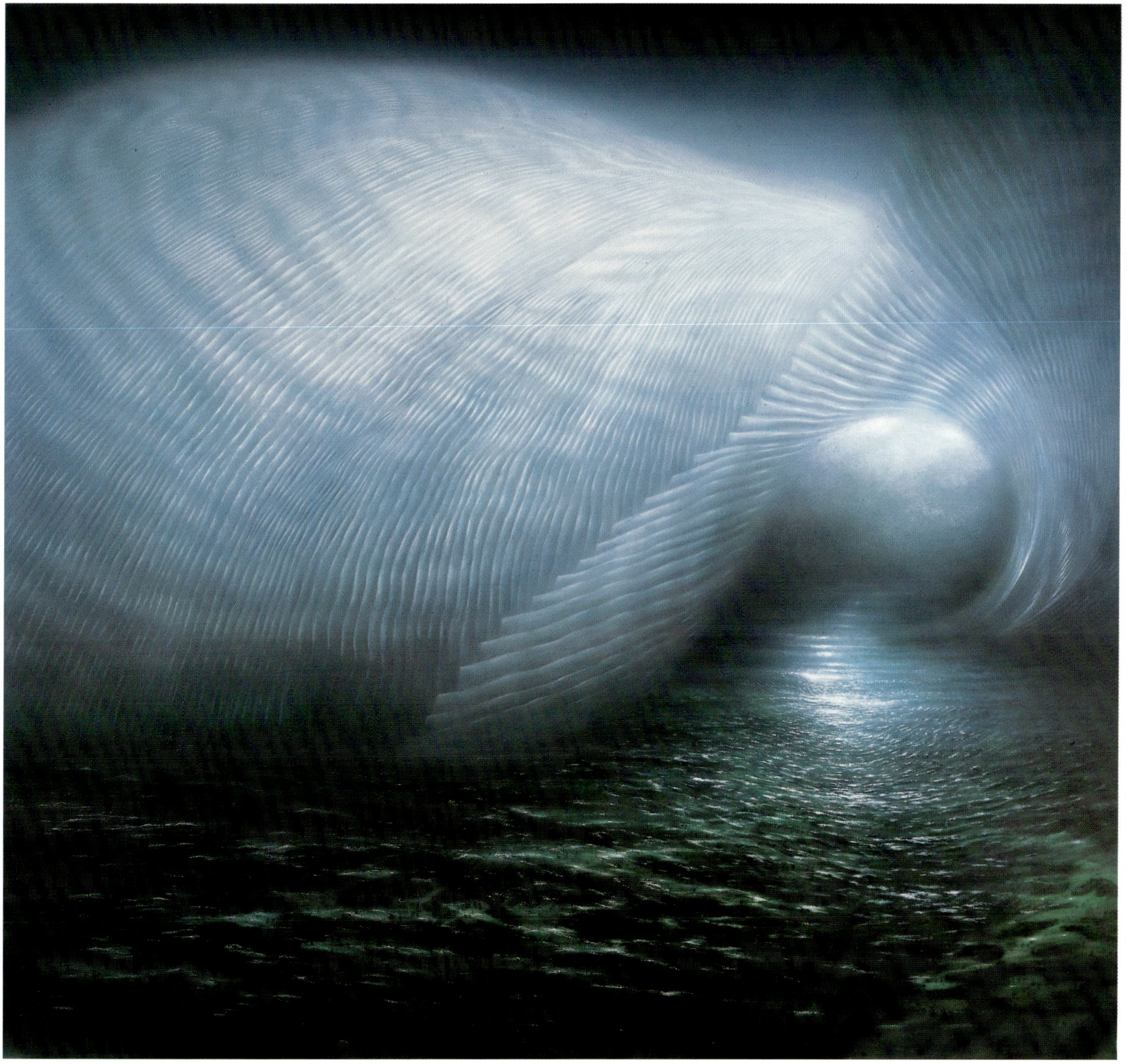

Trilogie des Wassers, 1990/1991, III, 161 x 152 cm

Hechelmann variiert das Element Wasser weiter bis zu einer durch Licht leicht gemachten schwebenden Form, die einer Schwinge gleich abhebt in eine neue Dimension. Drei Stufen eines Bildgedankens vergegenwärtigt diese Trilogie: elementar sinnliches Erleben, ordnende Gestaltung, Verinnerlichung, die Geist und Sinne eint. Das letzte Bild löst im Betrachter ein Gefühl der Befreiung aus, als könne auch er dereinst alle Erdenschwere hinter sich lassen.
„Kunst soll Gefühle zulassen" sagt der Maler. Darin liegt ihre heilende Kraft.

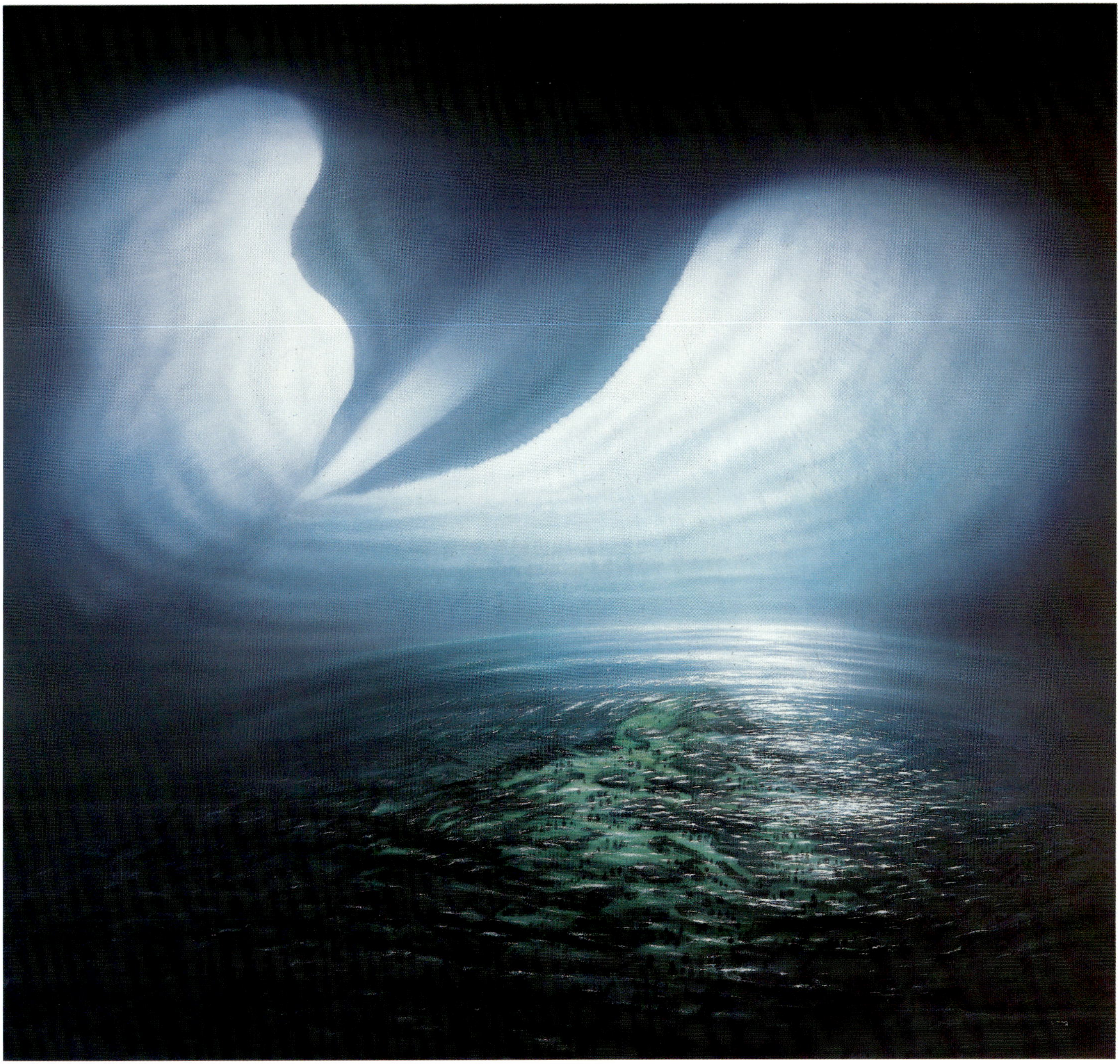

Hilde nach dem Blick ins All, 1992, 120 x 140 cm

Den Blick ins All hat die Wissenschaft ermöglicht. Der Mensch auf dem Mond als Faktum hat den Mann im Mond als poetische Metapher abgelöst. Und weiter greift der Mensch nach den Sternen – nicht nur im wörtlichen Sinn, sondern ebenso im übertragenen – auf vielen Gebieten. Wie lange bleibt das technisch Machbare das für den Menschen Ertragbare? Existenzielle Grenzfragen sind aufgeworfen, die rational nicht mehr beantwortbar sind.

„Die Wissenschaft ist mächtig, der Kunst stehen die Engel bei." Hechelmann ließ dieses geflügelte Wort aus der Antike in altgriechischen Lettern auf den Sockel der geflügelten Nike meißeln, die vor der Kunsthalle Schwaben steht. Weil sein Lebenswerk, das aus solchem Geiste lebt, in ihr eine Museumsheimat hat.

Nach dem Blick ins All verhüllt Hilde, die große weibliche Symbolfigur des Malers, ihr Antlitz, weil sie diesem Blick noch nicht standhält, weil sie die Grenzenlosigkeit noch nicht aushält, sich noch selbst Grenzen setzt. Das ist der metaphysische Aspekt dieses Bildes. Muß nicht erst die Seele weit die Flügel ausbreiten, um dem Göttlichen näher zu kommen, um das Wunder der Schöpfung tiefer zu erfassen, das heißt: ihre Ordnung zu achten. Denn nur so bleiben in unserem wissenschaftlich-technischen Zeitalter die Einblicke und Eingriffe ins All für den Menschen überlebbar.

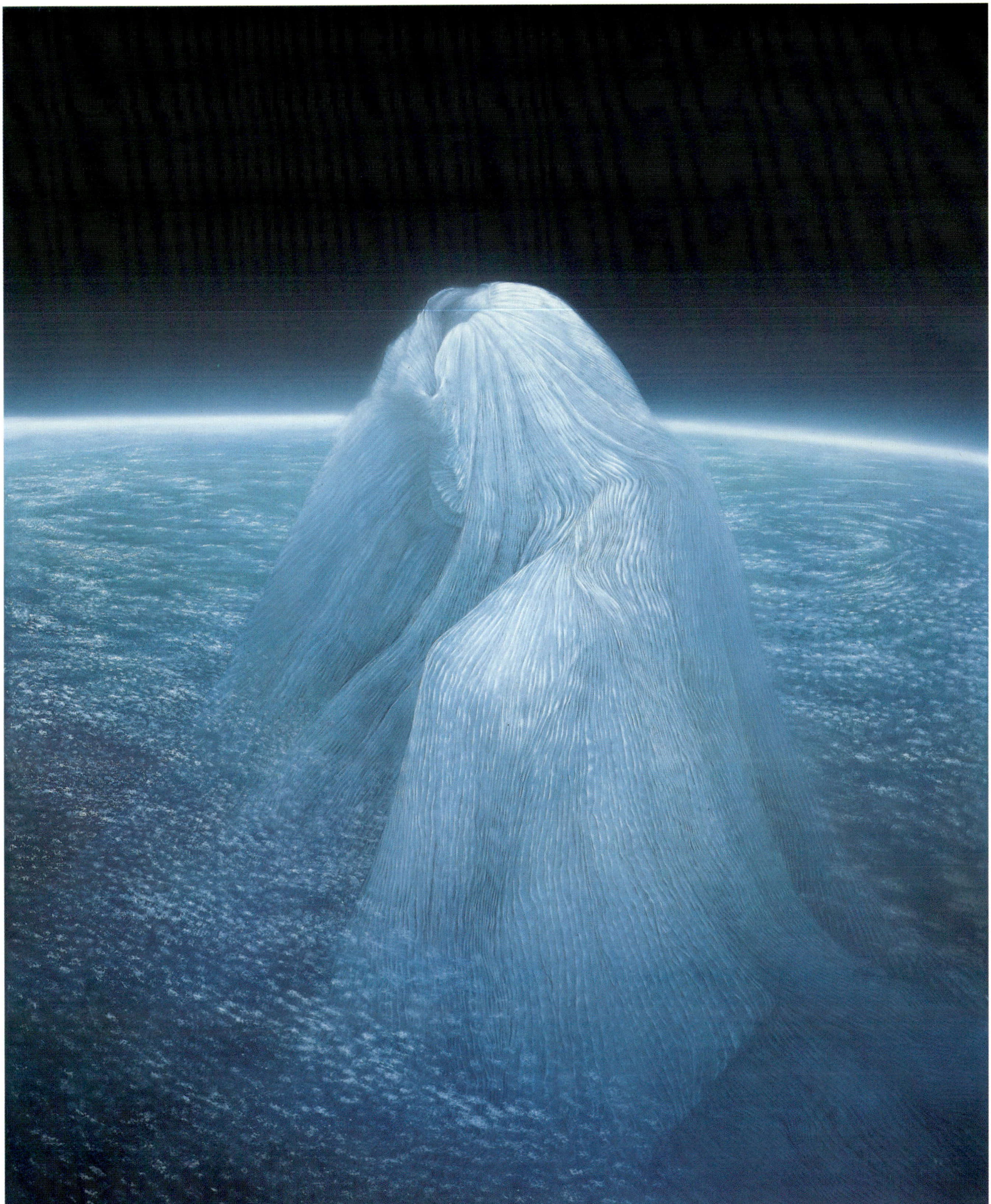

Ohne Titel, 1993, 58 x 76 cm

Kunst als Heimkehr in die Harmonie, als Einsicht in die Einheit der Schöpfung, in der auch der Mensch aufgehoben ist, das ist das Thema Friedrich Hechelmanns. In der Handhabung seiner künstlerischen Mittel hat der 1948 geborene Maler mittlerweile eine Meisterschaft erreicht, die nicht mehr überbietbar scheint. Die Einmaligkeit seiner Malerei entzieht sich gängigen Normen. Durch ihre Bedeutungsfülle verweigert seine Bildwelt sich rascher Einordnung. Das nimmt der heutige Kunstbetrieb mitunter übel. Zugleich feiert eine ständig wachsende Anhängerschaft den Triumph von Hechelmanns unbeirrbarer Individualität. „Kunst ohne Philosophie, was soll das", sagt der Maler. Er entwickelt seine Bildideen aus dem Einheitsgedanken der Schöpfung, wie er beispielhaft im Zusammenspiel von Erde, Wasser, Licht und Luft sichtbar wird. Der Maler formuliert diesen Einheitsgedanken immer wieder neu. Je tiefer der Mensch eintaucht in die Geheimnisse von Natur und Kosmos, wo alles auf alles bezogen, alles allem zugeordnet ist in ständigem Wandel, wo nichts sein kann ohne das andere – je mehr der Mensch sich auf die in allem waltenden Gesetzmäßigkeiten einläßt, um so leichter wird ihm ein ganzheitliches Leben, wird ihm die Balance zwischen Materie und Geist, zwischen Leib und Seele. Hechelmanns Kunst wirkt bewußtseinserweiternd, versöhnt durch Schönheit.

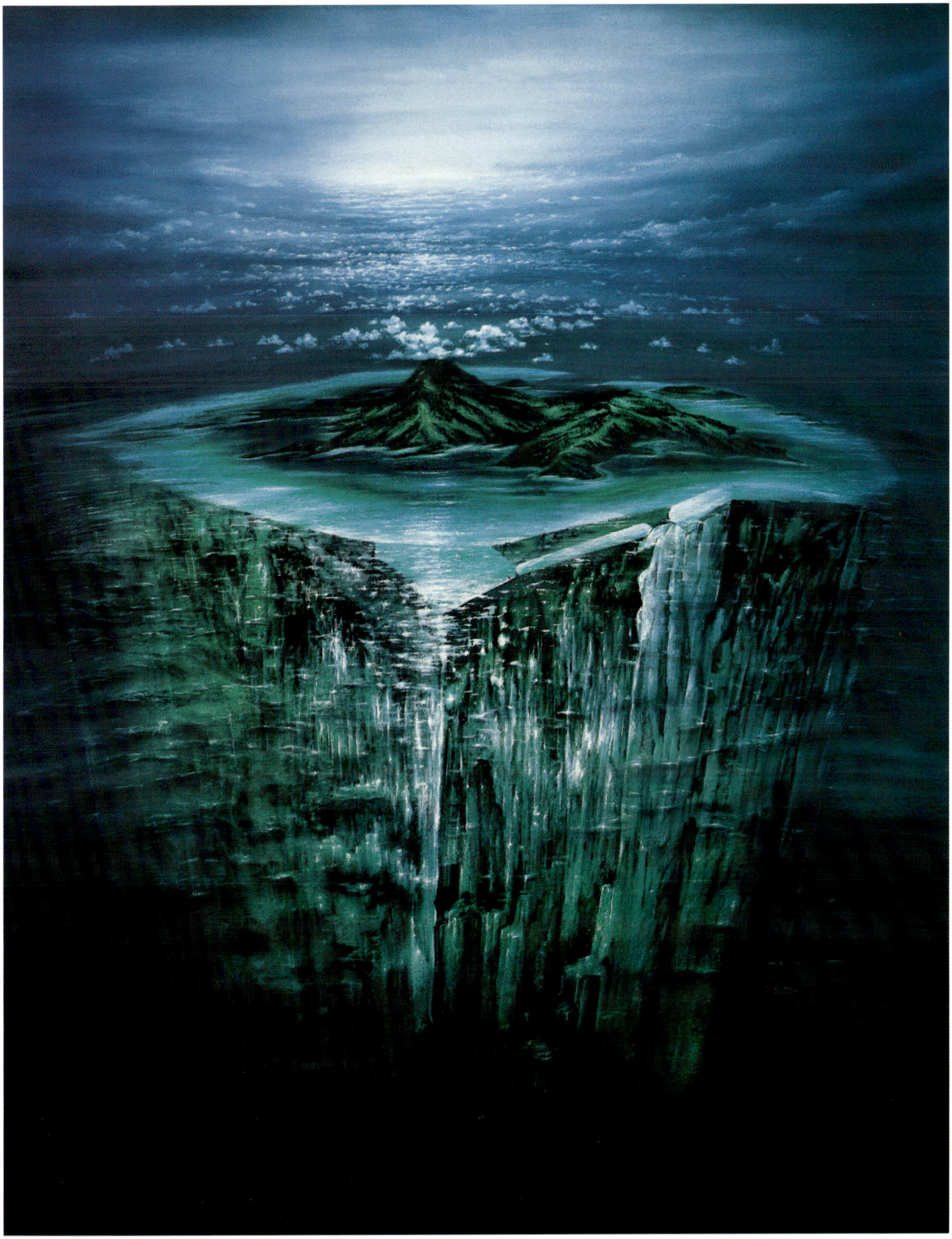

Besuch auf dem Schiedelhof

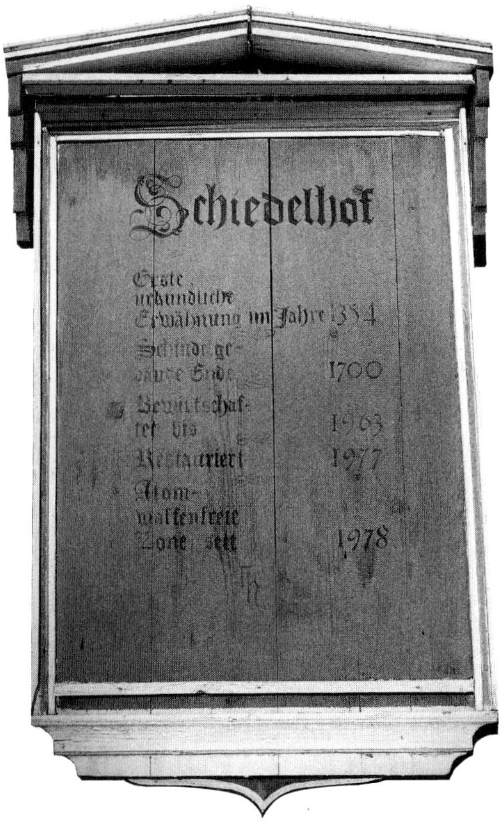
Schiedelhof
Erste urkundliche Erwähnung im Jahre 1354
1700
Restauriert 1977
Atomwaffenfreie Zone seit 1978

Zur Geschichte des Hauses

Vor einem Jahrzehnt ist Friedrich Hechelmann von Isny, seiner Heimatstadt, fortgezogen auf den acht Kilometer entfernten Schiedelhof, hoch über dem Tal, an der Grenze zwischen Baden-Württemberg und Bayern. Ohne seine Initiative wäre der Denkmalschutz zu spät gekommen zur Rettung des 1354 erstmals urkundlich erwähnten Anwesens. Es wäre einem Spekulanten in die Hände gefallen und abgerissen worden. Der Maler rettete, was sich zu retten lohnte, wechselte Tausende von Holzschindeln aus, strich sie mit Ölfarbe, wie es früher Brauch war, um Außenwände im schneereichen Allgäu wetterfest zu machen. Er restaurierte, renovierte, baute um, volle vier Jahre lang, bis er einziehen konnte. Vorbild sei ihm dabei das „Rosenhaus" aus Adalbert Stifters „Nachsommer" gewesen. Das überhängende, so behäbig-behaglich wirkende Dach war ihm wichtig wegen der Hausrotschwänzchen. Im Laufe der Jahre machte er aus dem alten Bauernhaus ein Schmuckstück und verwirklichte auf seinem Hektar Land den Traum von einer heilen Welt, einer wieder intakten Umwelt.

Für die niederen Fenster in der heimeligen Stube nähte er aus alten Spitzen und lichtdurchlässigem, weißem Stoff Vorhänge mit schönen Ornamenten, die fast so zart sind wie die auf seinen Bildern. Den bis zur Decke reichenden, selbstentworfenen, weißen Kachelofen bemalte er mit zauberhaften Bäumen, ganz in Blau, seiner Lieblingsfarbe, der man auch in den anderen, meist mit Biedermeiermöbeln ausgestatteten Räumen immer wieder begegnet. An die zur Biedermeierzeit beliebten Scherenschnitte erinnert das schmale,

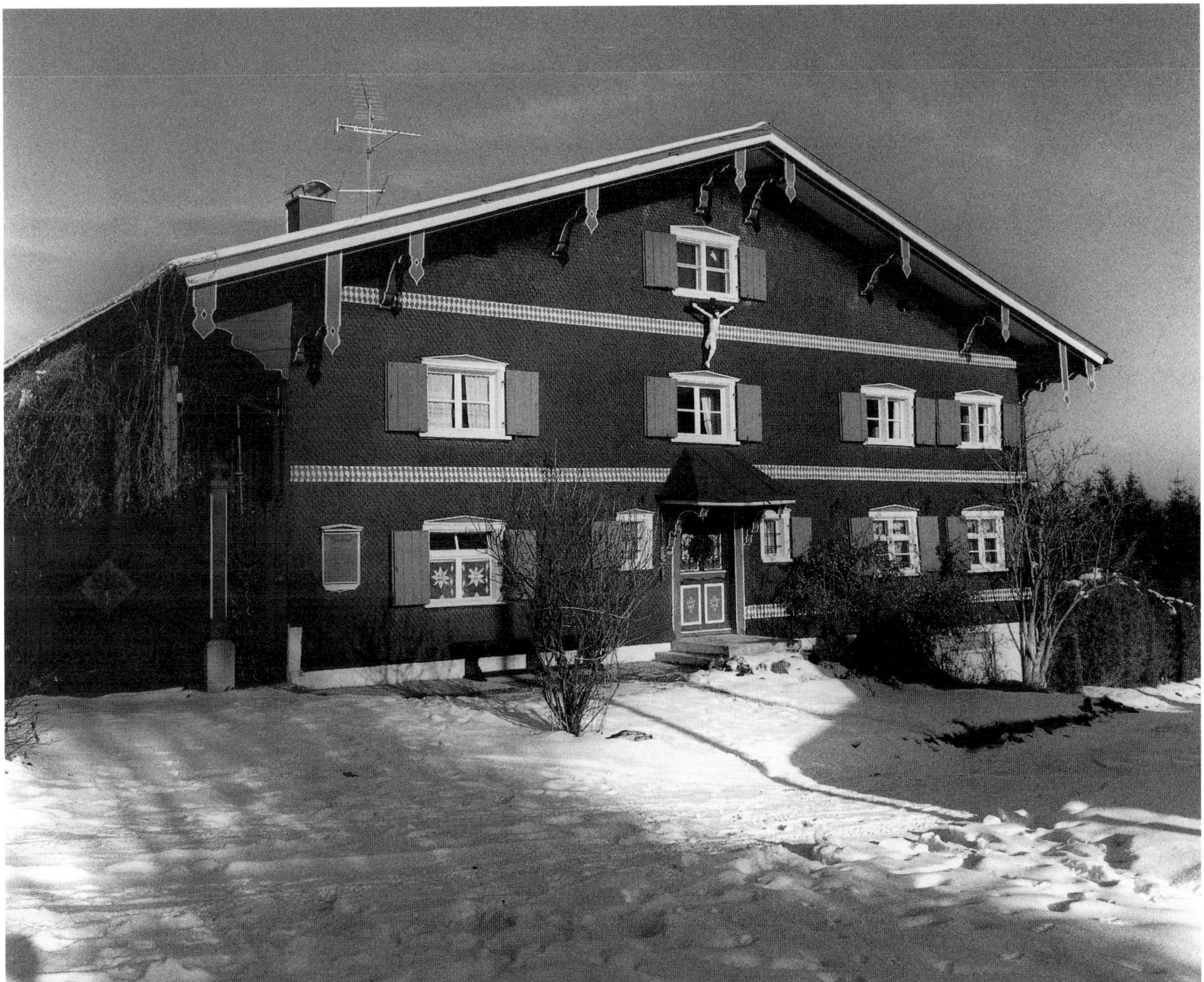

Der Schiedelhof, Südseite

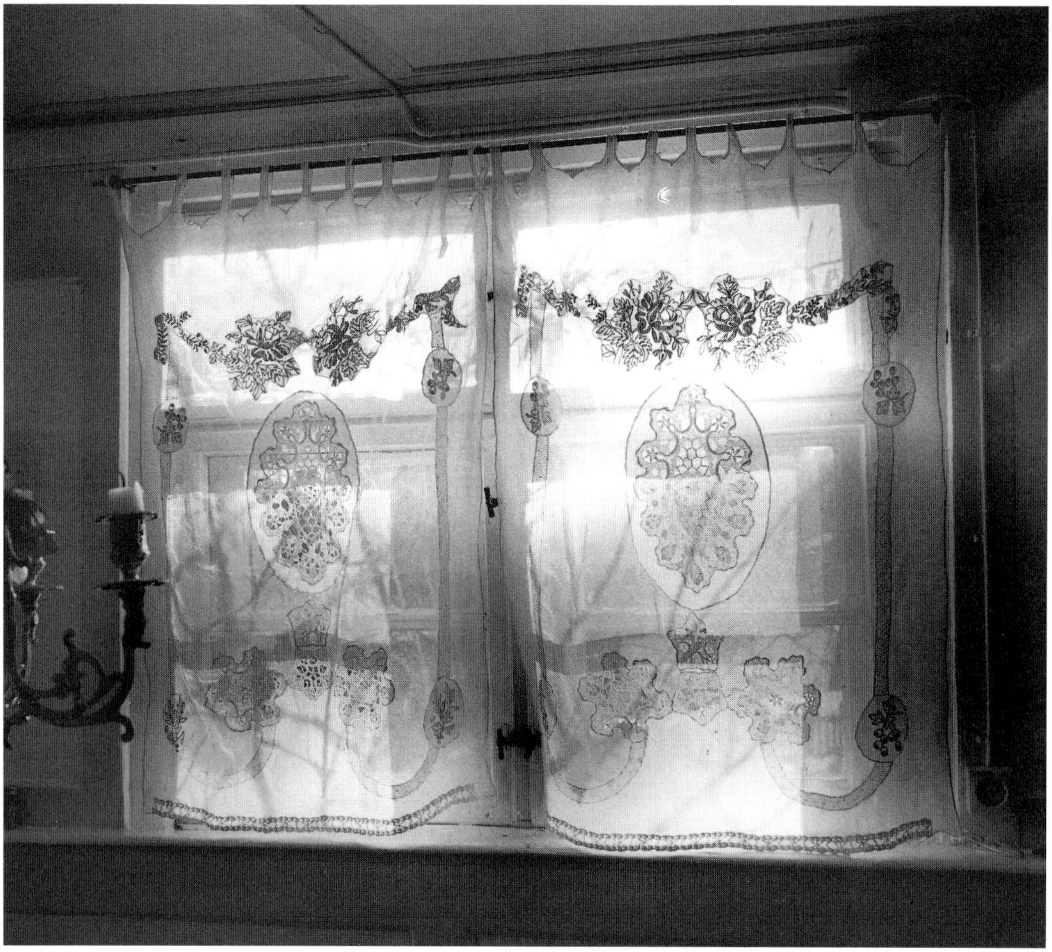

Vorhänge von des Malers Hand

schwarze Gartentor mit Elfen, Zwerg und Pflanzen, für das Hechelmann eine Messingplatte zunächst wie eine Radierplatte mit Säure bearbeitete, danach mit Meißel und Farbe. Und er hängte goldene Glöckchen nicht ans, sondern freischwebend ins kunstvoll durchbrochene Tor, das er mit Monogramm signierte. Dem Fernsehpublikum ist das Glockentor aus Hechelmanns „Weihnachtstraum" vertraut. In Wirklichkeit tut sich hinter dieser Märchentür ein verträumter Garten auf, in dem sich Natur und Kunst in

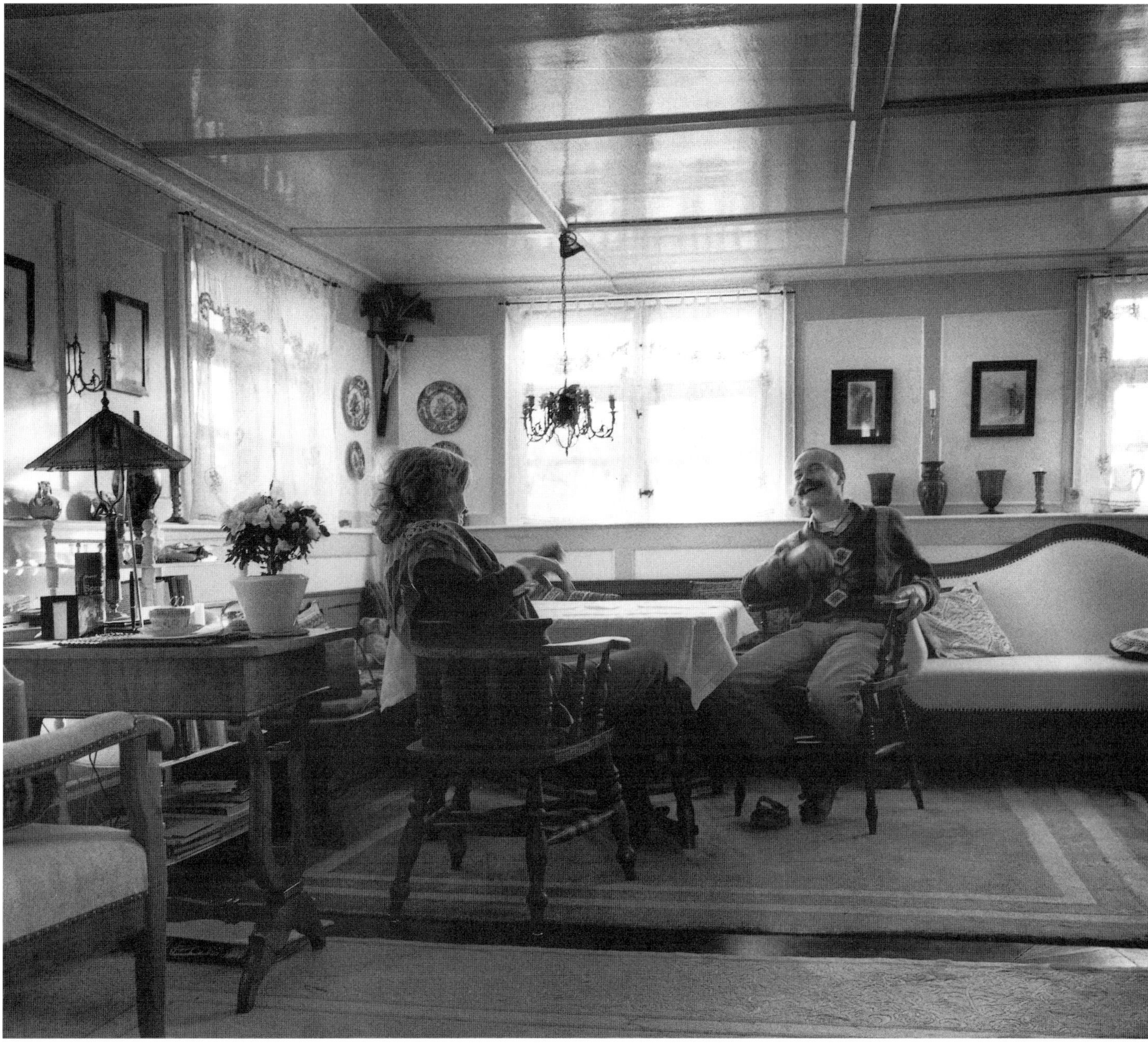

In der guten Stube

Harmonie begegnen. Die kleine Insel in dem – von der Hausquelle gespeisten – Weiher ist wie dessen Ufer belebt mit marmorweißen antiken Figuren.
Zu Füßen des Fauns, des Beschützers aller Natur und Kreatur, hält Mina, die Berner Sennenhündin, wohlig Siesta, und Resi, die mehrfarbig gefleckte und gestromerte Mieze, blinzelt ein bißchen zum schmucken Federvieh hinüber – ohne schlimme Absicht. Denn die hat ihr für immer jene streitbare Glucke ausgetrieben, die Hechelmanns prachtvollen Bestand an weißen Pfauen mehrte. Weil Resi eines der flaumig gefiederten elf Jungen bei deren erstem Gartenspazier-

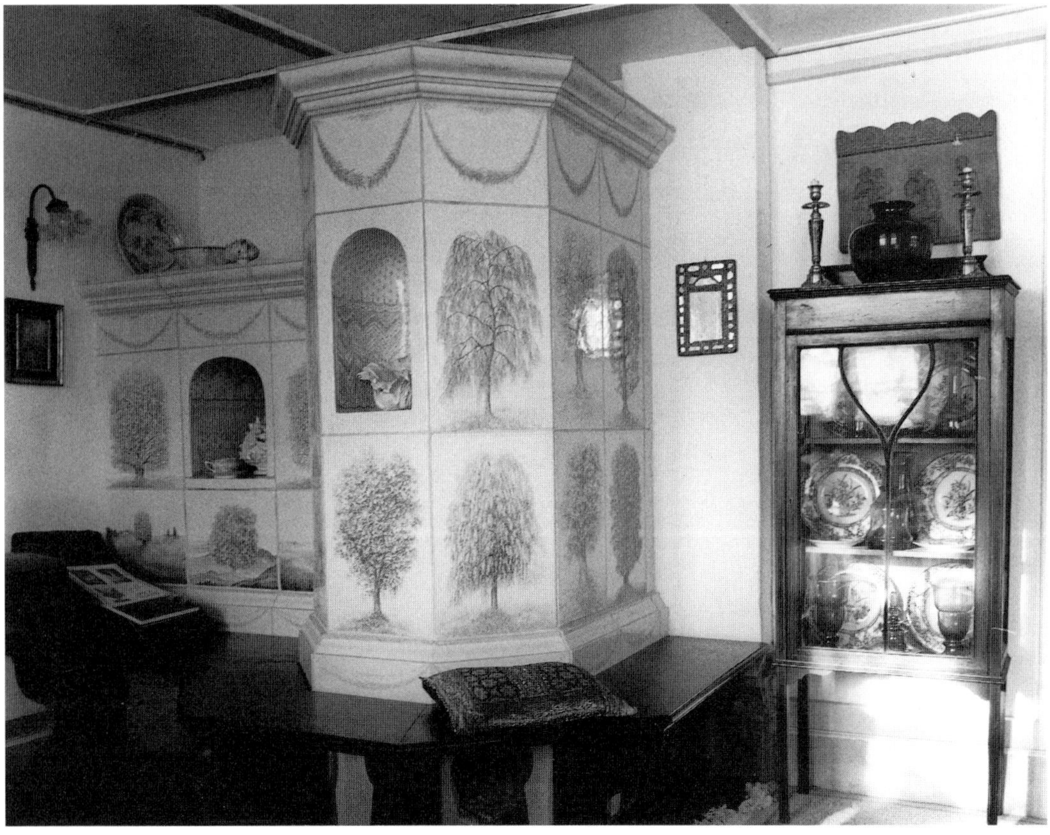

Dem Kachelofen zuliebe wird Friedrich Hechelmann Porzellanmaler

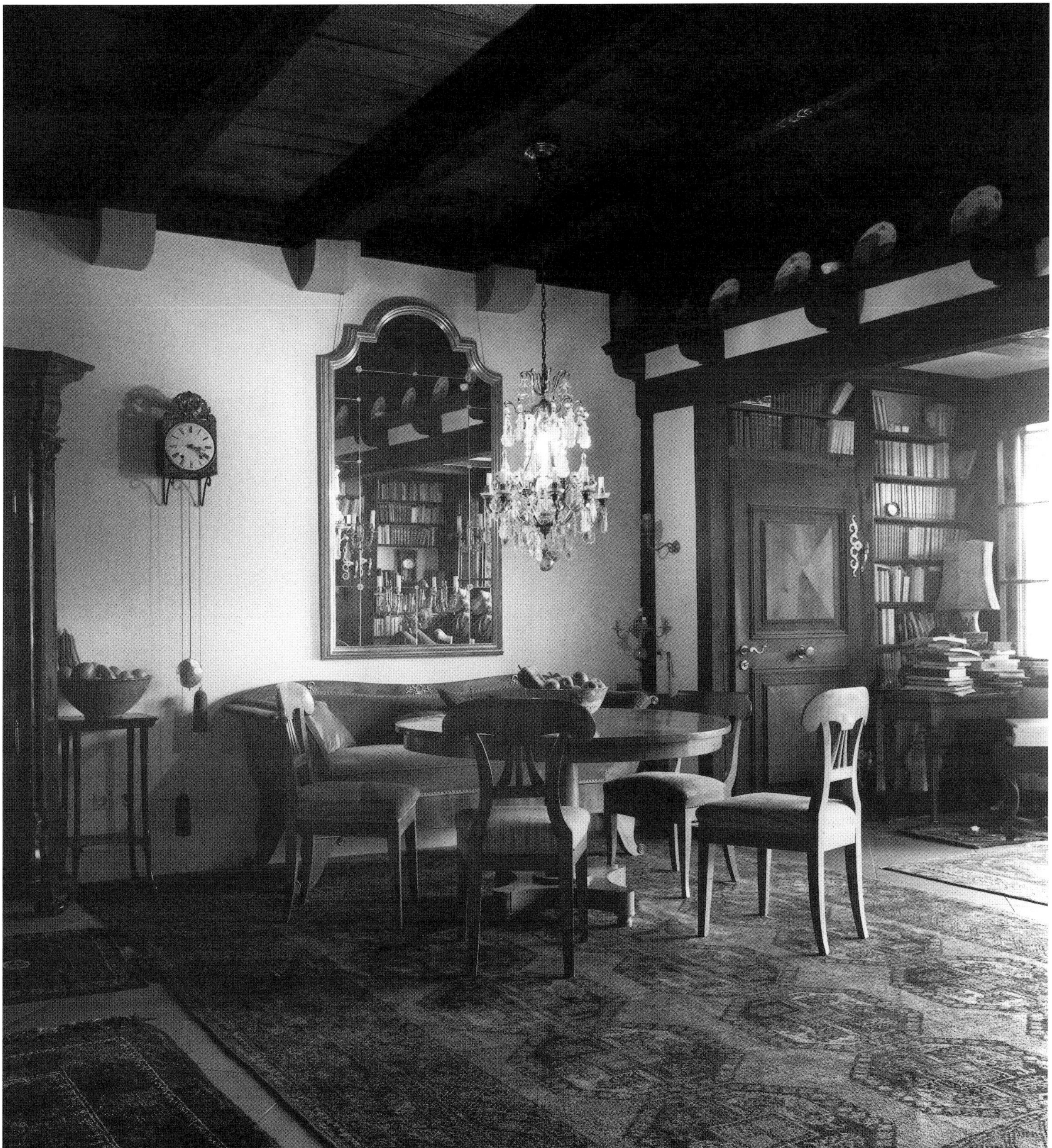

Der Salon

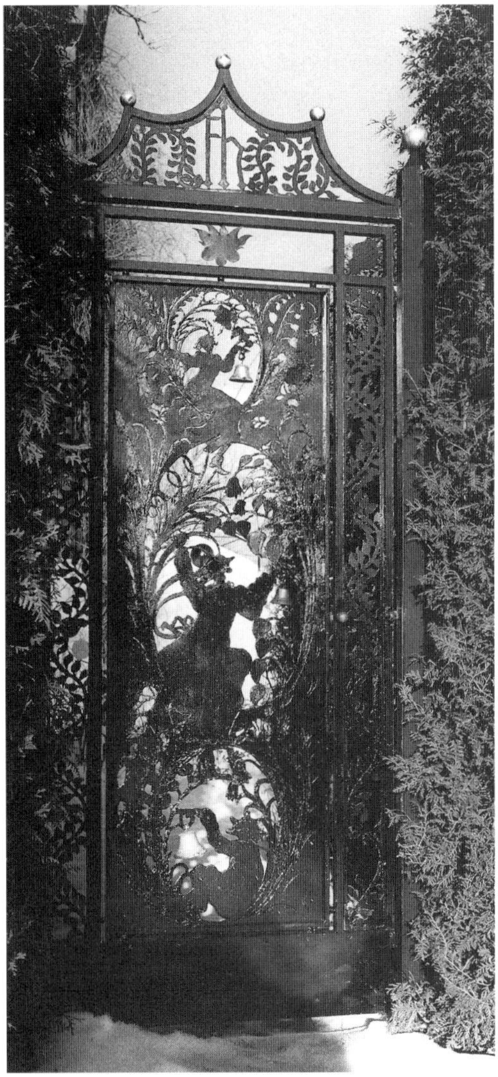

gang nur kurz mal ins Maul nahm, freilich gleich wieder unversehrt losließ, krallte sich die Pfauin auf Resis Rücken fest, ritt eine beachtliche Strecke auf der laut miauenden, eilends fliehenden Katze. „Wenn ich malen würde, was ich sah, würden's die Leute wieder meiner Phantasie zuschreiben wie so vieles, zu dem mich die Natur anregt, auch bei meinen Illustrationen", sagt der Maler.
Im Musikzimmer, wo sein Cello neben einem kostbaren italienischen Fayence-Ofen lehnt, steht auf dem Flügel ein Strauß weißer Pfauenfedern, ein märchenhafter Anblick. Hechelmann hat sie zur Zeit der Mauser gesammelt, im Garten, wo einst auch jene Höckergänse daheim waren, die er in seiner Malerei verewigte. Sie hatten den geduldigen und genauen Beobachter auch zu seinem – nach Art des Schwarzen Theaters inszenierten – Gänseballett inspiriert, in „Hechelmanns Traumtheater", bevor sie umzogen zu Hubert Weinzierl vom Bund für Umwelt und Natur. Hechelmann unterstützt diesen ebenso wie die Friedensbewegung und die Grünen, allerdings ohne sich parteilich vereinnahmen zu lassen.
Seit er auf dem Schiedelhof lebt, wurde der Garten mit dem natürlichen Biotop und der zum Weg hin schützenden, auch bei Dompfaffen als Nistplatz beliebten Thujahecke wie-

Oben: Hechelmanns Glockentor
Rechts: Das Musikzimmer

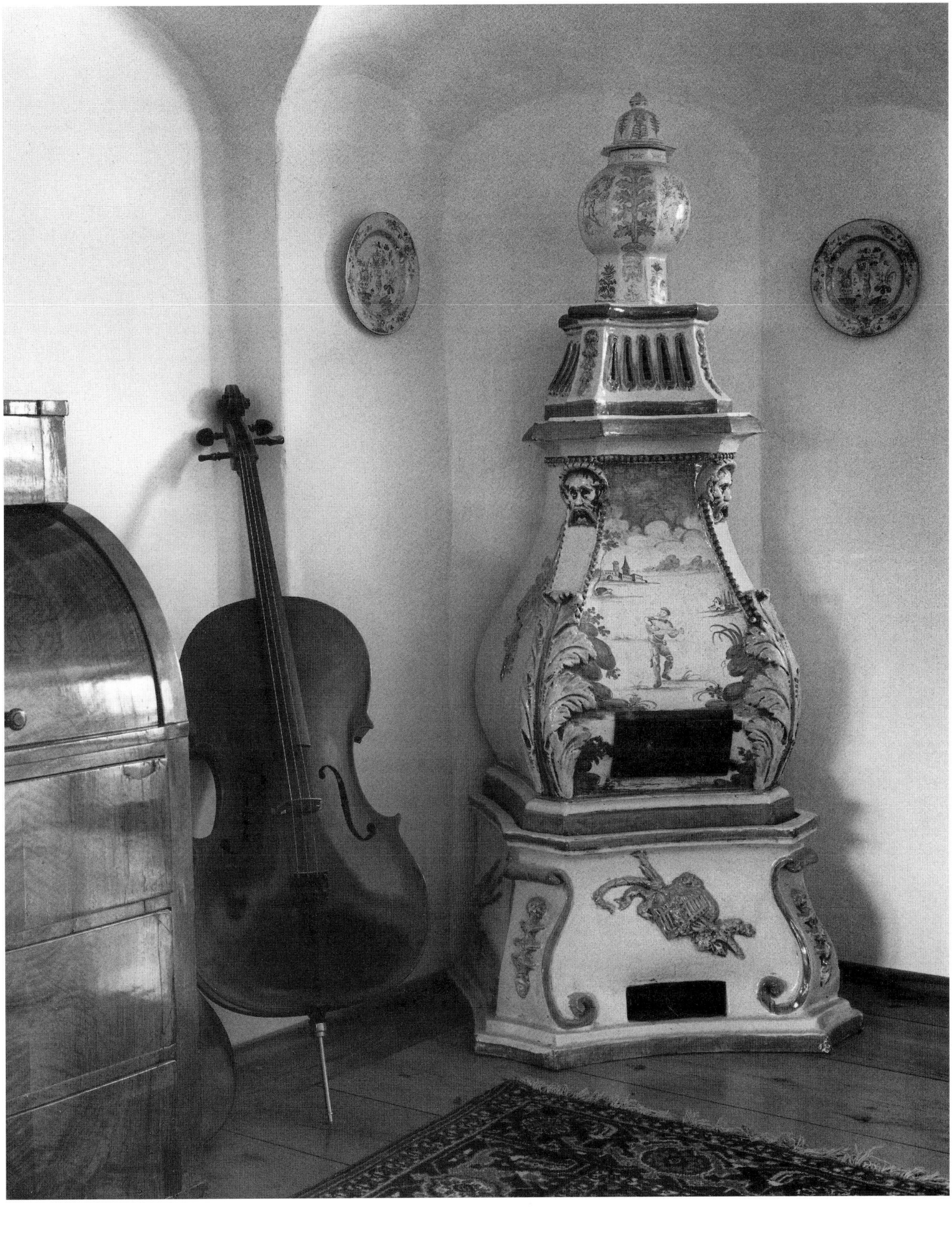

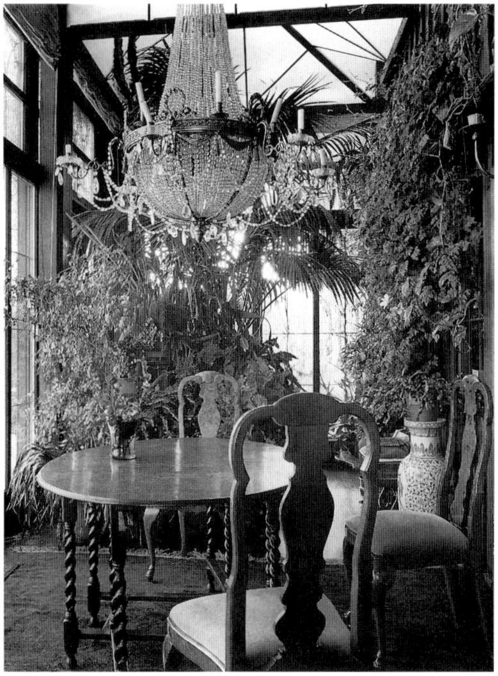

Oben: Tropische Vegetation im Allgäu
Rechts: Blick aus dem Wintergarten

der zu einem Paradies für Schmetterlinge: Schillerfalter, Schwalbenschwanz, Pfauenauge und alle Bläulingsarten sind hier heute zu Hause. Denn die Artenvielfalt im Pflanzengürtel an Weiher und Waldrand bildet die natürliche Voraussetzung für vielerlei Schmetterlinge, die hier ihre auf eine ganz bestimmte pflanzliche Nahrung programmierten Eier endlich wieder so ablegen können, daß sie eine Lebenschance haben.

Voll Freude erzählt Friedrich Hechelmann, daß sich der Boden nun völlig von der konventionellen Landwirtschaft erholt hat, die auf dem Schiedelhof betrieben wurde. So hat der Maler all das um sich, was uns als liebevoll gemalte Details auf seinen Bildern entzückt: Libellen, Käfer und selbst das Heupferdchen, jene Riesenheuschrecke, der wir in seinem „Großen Bilderbuch zum Schreiben" begegnen.
Eines Morgens, als er in den Stall ging, kratzte ihn plötzlich etwas im Nacken: ein Heupferdchen. Sein Freund Joseph hielt es ihm solange fest, bis der Maler es für sein späteres Bild photographiert und skizziert hatte. Manches, was wie ein Märchen klingt, wird auf dem abgelegenen Schiedelhof Wirklichkeit.
Als sich ein treuer Sammler ein Ochsenauge in eine Blumenwiese wünschte, und der Maler, der diesen seltenen Schmetterling auch noch nie gesehen hatte, zu einem Fachbuch griff, setzte sich am nächsten Morgen beim Frühstück im Garten plötzlich ein Ochsenauge auf den Rand seines Tellers. Als kleines Dankeschön an seine große Anregerin, die Natur, hat Friedrich Hechelmann auf seinem Bild den tags zuvor gemalten Schmetterling gleich noch nachgebessert.
„Nun sind wir bald autark", sagt der Vegetarier Hechelmann. Wer im Som-

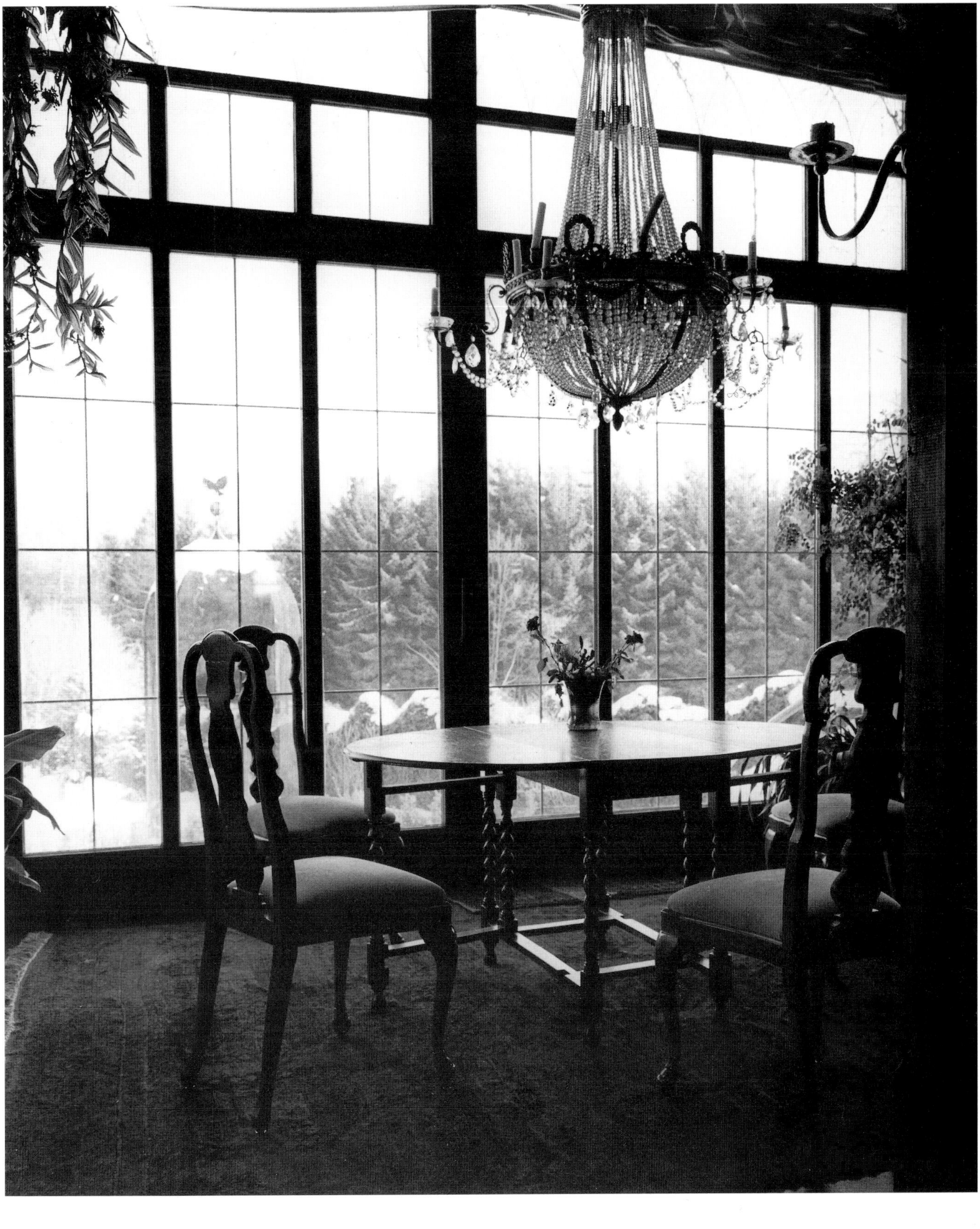

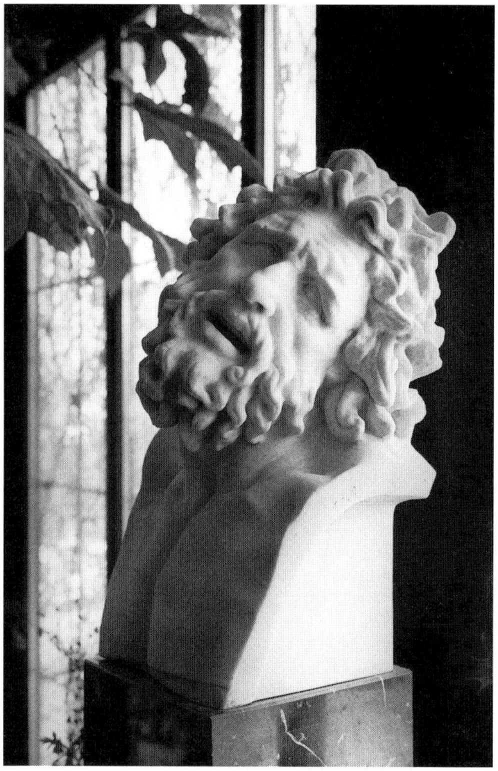

Laokoon, Replik der hellenistischen Skulptur

mer seinen ergiebigen, schönen Gemüsegarten jenseits des Weges sieht, mit den Rosenbögen, an denen Feuerbohnen ranken, und drinnen im Haus die durchdachte Vorratshaltung für den Winter, wird's kaum bezweifeln.

In seinem üppigen Wintergarten, wo der Maler Papayas erntet, jene köstlichen Früchte aus Granadas Gärten, verschwistern sich Natur und Kunst mit derselben Selbstverständlichkeit wie draußen in seiner südlichen Oase, die er sich mitten im Voralpenland schuf.

Spielerischer Umgang auch mit einer im schneereichen Allgäu sonst nicht heimischen Vegetation und mit verschiedenen Kulturen und Stilepochen – wie er im Europa früherer Jahrhunderte selbstverständlich war – ist für Hechelmann selbstverständlich, stimuliert seine Kreativität. Sie ist spürbar in allem, was ihn auf seinem Schiedelhof umgibt: im selbst modellierten oder aus dem Marmorblock gehauenen Wasserspeier, in den selbst entworfenen, eisernen, schwarz lackierten, mit goldenen Ranken dekorierten Gartenmöbeln, in einem selbst gebauten Pavillon, in dessen schleierzartem Maschengitter mit Drahtfäden Ornamente appliziert sind.

Auch das sind Gesten der Ehrfurcht vor dem Formenschatz der abendländischen Kultur. Bewußt besinnt sich Hechelmann als Maler immer wieder auf diese Wurzeln, daraus wächst Neues. Liebevoll hegt er seine Orangenbäume aus den Medici-Gärten in toskanischen Tongefäßen droben auf dem Schiedel. Und auf einer Insel im Quellsee seines Gartens ruht blütenweiß der barbarinische Faun.

„Es gibt kein Zuviel an Phantasie", sagt Friedrich Hechelmann, der aus der Fülle des Schönen schafft, das er

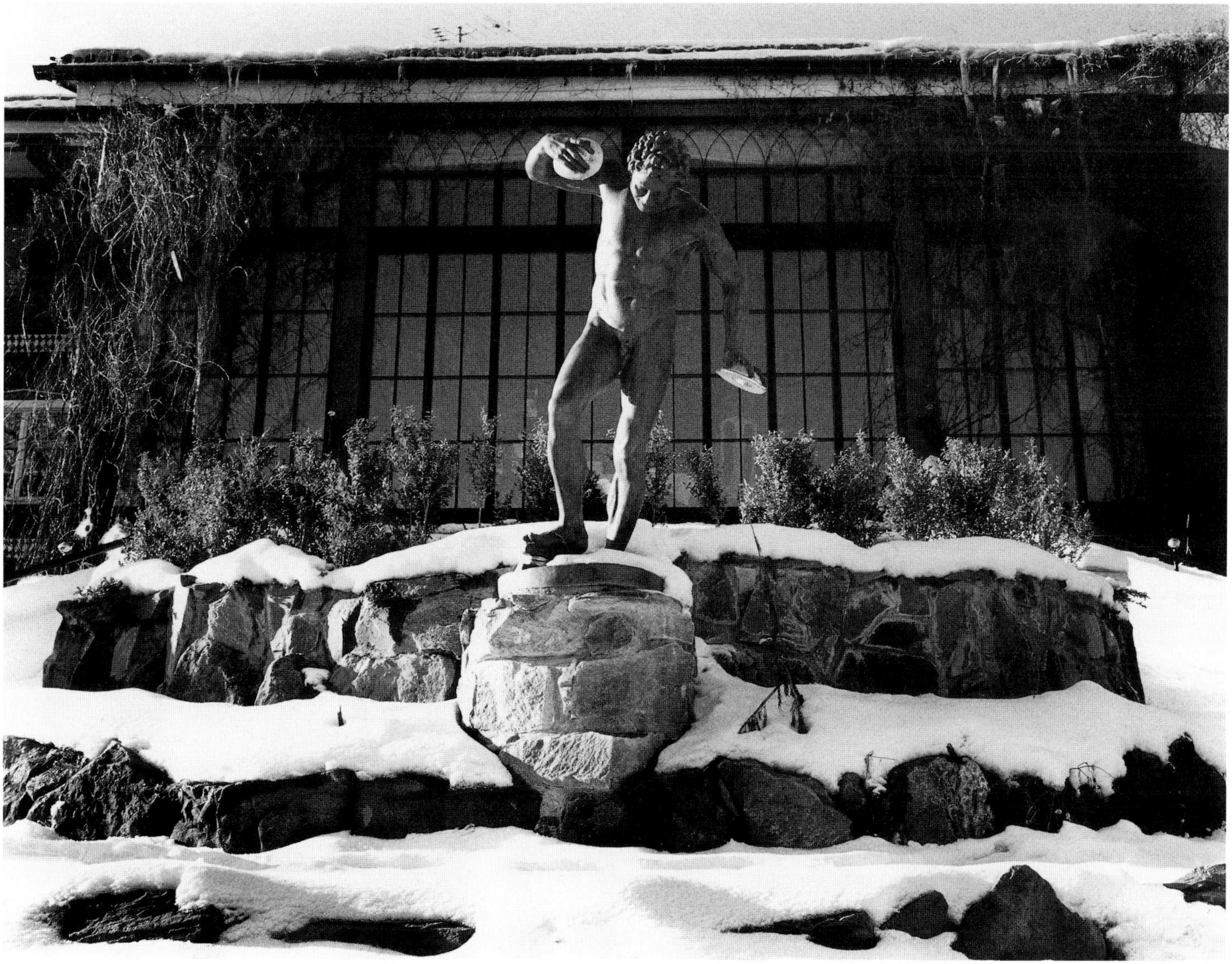

Tanzender Satyr auf der Terrasse

sieht, das er in sich trägt, das er verwandelt, das er erschafft als Maler. Im täglichen Umgang mit dem Schönen mitten in der Natur reift seine unverwechselbare Kunst, und in seiner zeitlosen Malerei gewinnt die Utopie von einer friedlicheren Welt visionäre Gestalt, eine Utopie, die er im Kleinen verwirklicht hat.
Sein Traum von der Harmonie zwischen Mensch und Natur, sein Traum von den heilenden Kräften des Schönen ist auf dem Schiedelhof für ihn und die Seinen wahr geworden.

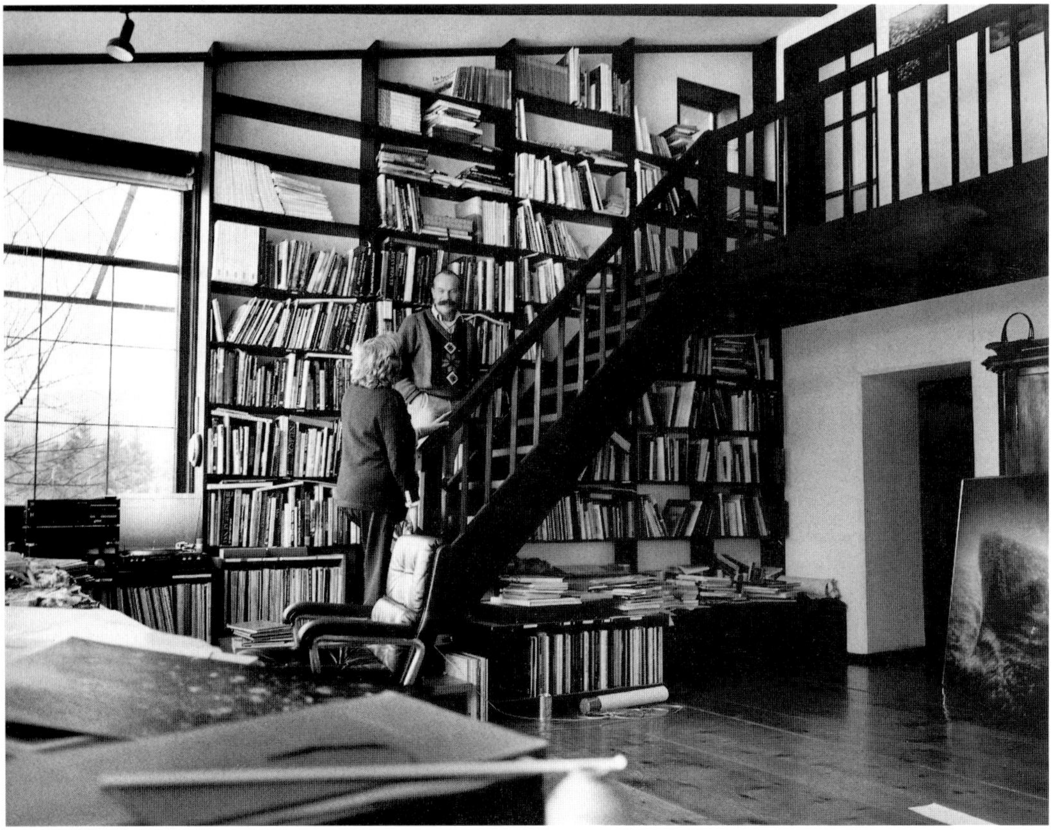

Im Atelier

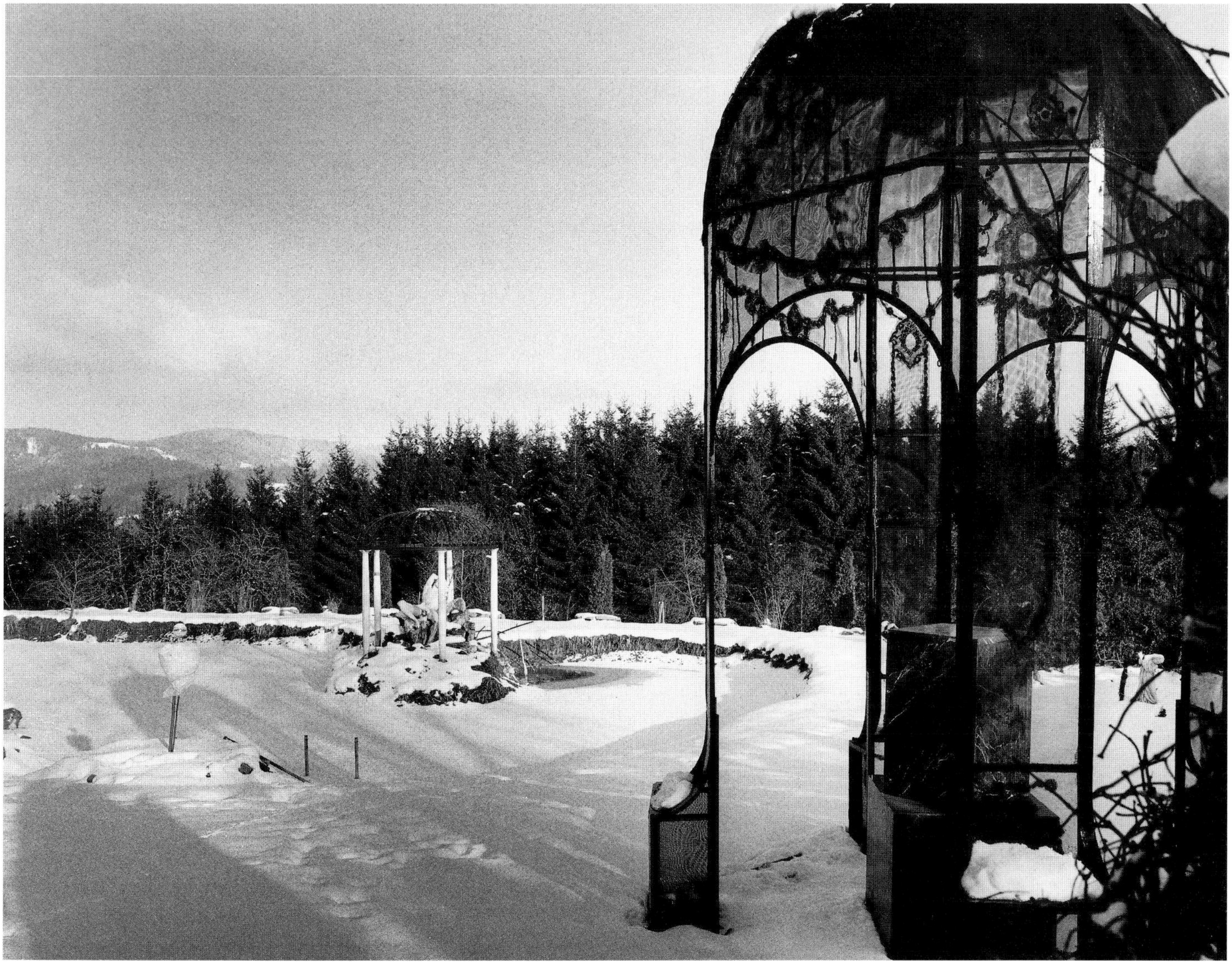

Barbarinischer Faun auf der Insel im Biotop

Verzeichnis der abgebildeten Werke

Die Zeit, als Hilde nicht mehr fliegen konnte, 1972, 72 x 102 cm
Hilde im Aufwind, 1974, 125 x 118 cm
Hilde in Erwartung, 1975, 120 x 190 cm
Hilde vor der Wandlung, 1976, 130 x 150 cm
Hilde im Ton, 1976, 130 x 120 cm
Das Meer, 1982, 151 x 135 cm
Einsame Landschaft, 1988, 102 x 125 cm
Gefühl einer Landschaft, 1985, 102 x 125 cm
Ohne Aufwind, 1988, 125 x 200 cm
Lied einer Quelle, 1975, 120 x 185 cm
Ein Lied der Erde, 1975, 128 x 118 cm
In die Zeit getreten, 1976, 125 x 190 cm
Ohne Titel, 1977, 120 x 103 cm
Blick in den Garten, 1978, 123 x 113 cm
Brunnenlied, 1981, 125 x 170 cm
Schau mal, Thekla, 1972, 70 x 75 cm
Ohne Titel, 1978, 123 x 115 cm
Der Durchbruch, 1979, 142 x 135 cm
Das blaue Haus, 1979, 153 x 167 cm
Gruß aus der Fremde, 1980, 125 x 131 cm
Aus der Art geschlagen, 1981, 102 x 125 cm
Versunkener Garten, 1983, 102 x 125 cm
Ende eines Langlaufes,1986, 72 x 88 cm
Türmer ruhend, 1981, 125 x 170 cm
Türmer auf die Sonne wartend, 1983, 125 x 170 cm
Türmer erwachend, 1981, 150 x 136 cm
Der Aufstieg, 1988, 161 x 151 cm
Der Morgen, 1988, 127 x 146 cm

Die Arche, 1989, 150 x 126 cm
Trilogie des Wassers, 1990/1991, I, 161 x 152 cm
Trilogie des Wassers, 1990/1991, II, 161 x 152 cm
Trilogie des Wassers, 1990/1991, III, 161 x 152 cm
Hilde nach dem Blick ins All, 1992, 120 x 140 cm
Ohne Titel, 1993, 59 x 76 cm

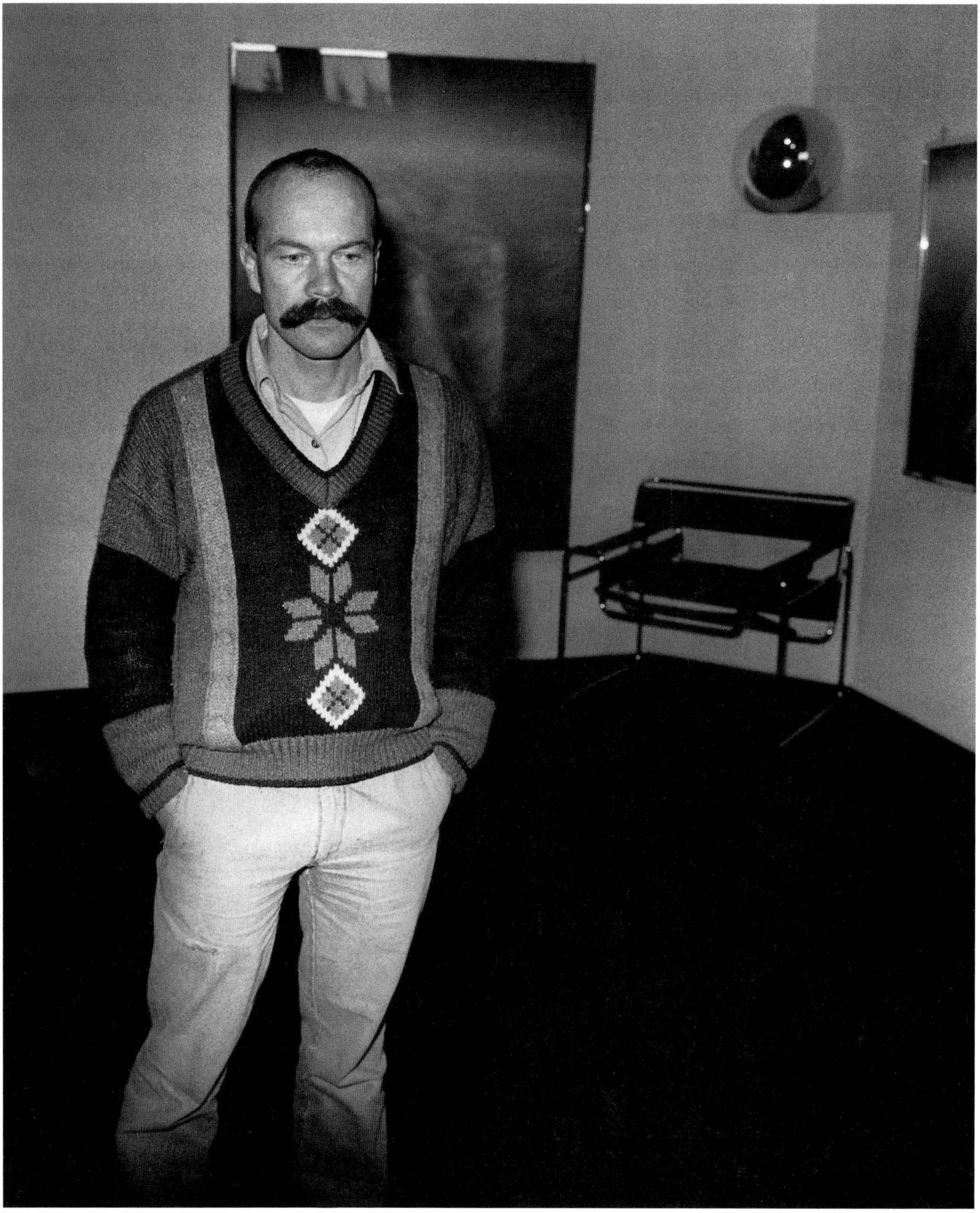

Friedrich Hechelmann in der Galerie auf dem Schiedelhof

Biographische Daten

1948 wird Friedrich Hechelmann in Isny im Allgäu geboren.

1965 bis 1969 besucht er in Wien die Höhere Graphische Lehr- und Versuchsanstalt.

1969 bis 1972 studiert er an der Akademie der Bildenden Künste Wien und ist Meisterschüler bei Professor Rudolf Hausner.

1972 erhält er den Preis der Wiener Akademie und hat seine erste Ausstellung in der „Galerie im Stock" in Wien, seither zahlreiche Ausstellungen im In- und Ausland.
Er illustriert sein erstes Märchenbuch.

1973 dreht Heinz Dieckmann über Friedrich Hechelmann ein erstes Filmportrait für das ZDF.

1976 produziert der Süddeutsche Rundfunk Stuttgart für die ARD einen Fernsehfilm über Hechelmanns „Riesenspielzeug", dessen Buchillustrationen ein Jahr zuvor erschienen waren.

1977 erwirbt er den Schiedelhof bei Isny und gestaltet das Gebäude aus dem 18. Jahrhundert nach seinen Vorstellungen um.

1978 folgt die Verfilmung „Das Gnomenwirtshaus" durch den Süddeutschen Rundfunk Stuttgart. Von Friedrich Hechelmann stammen das Drehbuch, die Figuren, die Ausstattung, und er führt Regie.

1979 sendet das Bayerische Fernsehen einen ausführlichen Film über den Maler. Der Film „Das Gnomenwirtshaus" wird von der ARD zur Teilnahme am „Prix Jeunesse" ausgewählt.

1980 stattet Hechelmann im Auftrag von Professor August Everding die Oper „Hänsel und Gretel" von Engelbert Humperdinck für die Verfilmung aus.
Er malt ein 20 Meter langes Wandgemälde in Kunstharzfarben für das Heilbad im Psychiatrischen Landeskrankenhaus Weißenau.

1981 zieht der Maler aus dem Elternhaus in Isny auf den Schiedelhof. Er malt im Auftrag von Herbert von Karajan den Ouvertürenprospekt zur Rheingoldverfilmung.

1982 stellt Hechelmann in der Villa Stuck in München aus. Das von ihm illustrierte Buch „Phantastes" feiert dort seine Premiere.

1983 berichtet das Bayerische Fernsehen über das von Hechelmann illustrierte Buch „Münchhausen", wie 1982 über „Phantastes".

1984 hat er die Gesamtleitung bei der Verfilmung von „Ein Weihnachtstraum", einer Produktion des Süddeutschen Rundfunks Stuttgart für die ARD. Drehbuch, Ausstattung und Szenenbilder stammen ebenfalls von ihm. Das Bayerische Fernsehen sendet einen Film über die Entstehung von Hechelmanns „Weihnachtstraum".
Der Maler Friedrich Hechelmann begegnet dem Schriftsteller Michael Ende in Cenzano. Er hat den Film „Ein Weihnachtstraum" gesehen und äußert danach spontan den Wunsch zur Zusammenarbeit.

1985 wird „Ein Weihnachtstraum" in Paris mit dem „Prix Jean D'Arcy" ausgezeichnet und international ausgestrahlt. Das von Hechelmann illustrierte Buch „Tristan" wird von einer Fachjury als eines der „50 schönsten Bücher der Stiftung Buchkunst" ausgewählt. Der Schulbuchverlag Cornelsen-Velhagen & Klasing in München beauftragt den Maler, eine 6-bändige Lesebuchausgabe für Gymnasien zu illustrieren. Sie wird zunächst in den Schulen Bayerns, danach in weiteren Bundesländern eingeführt. (In Baden-Württemberg wird sie wegen der Textauswahl nicht zugelassen.)

1986 erhält die von Friedrich Hechelmann illustrierte Jubiläumsausgabe zum 175. Bestehen des Bertelsmann Verlages, der „Tristan", den ersten Bundeskunstbuch-Preis des Innenministeriums in Bonn. Der Film „Ein Weihnachtstraum" nimmt am „Prix Jeunesse" teil.

1987 verfilmt der Süddeutsche Rundfunk Stuttgart „Hechelmanns Traumtheater". Es ist das erste Gesamtkunstwerk des Malers. Idee, Drehbuch, Ausstattung, Szenenbilder, Figuren und Musikauswahl stammen von ihm, auch die Gesamtregie liegt in seiner Hand. Sendezeit ist wieder der erste Weihnachtsfeiertag wie schon bei Hechelmanns „Weihnachtstraum". Gesendet wird anschließend ein Film über Friedrich Hechelmann von Gerhard Konzelmann.

1988 findet die bisher umfangreichste Ausstellung über das gesamte Schaffen im Marstallmuseum Kempten statt, mit über 18.000 Besuchern in sechs Wochen.

1989 arbeitet der Maler an einem Film für das ZDF über seine großen Tafelbilder, die kosmischen Landschaftsvisionen. Osnabrück zeigt eine große Hechelmann-Ausstellung. Der Maler wird von der Sowjetischen Kulturstiftung nach Leningrad eingeladen, zu einer Ausstellung im Schloß Peters des Großen.

1990 findet die Ausstellung in Leningrad statt, und die Eremitage erwirbt ein Bild aus Hechelmanns Illustrationszyklus „Phantastes" von 1981.

1991 widmet das Museum Langenargen seine Sommerausstellung Friedrich Hechelmann.

1992 sendet das ZDF an Pfingsten das 45minütige Portrait des Malers mit dem Titel „Atlantis liegt im Allgäu – oder die Reise ins Blau". Auch der deutsch-französische Kulturkanal strahlt den ZDF-Film aus.

1993 eröffnet Galerist Joseph Baschnegger in Weitnau-Hofen an der Grenze zwischen Baden-Württemberg und Bayern die Kunsthalle Schwaben mit einer ständigen Präsentation des Werkes von Friedrich Hechelmann. Zu ihrem vielseitigen Programm gehören Wechselaussstellungen, Konzerte und andere kulturelle Veranstaltungen. Hechelmann hat eine von ihm erworbene Fabrik am Fuße des Schiedel nach eigenen Plänen zu dieser derzeit größten Privatgalerie Deutschlands umgestaltet.

Verzeichnis der von Friedrich Hechelmann illustrierten Bücher

1974 Zwerg Nase (Wilhelm Hauff), Nord-Süd Verlag, CH-Mönchaltorf, 8. Auflage 1994, Lizenzausgaben in 12 Ländern

1975 Vier Andersen-Märchen, Nord-Süd Verlag, CH-Mönchaltorf, vergriffen, Lizenzausgaben in 2 Ländern

1976 Das Riesenspielzeug (Text: Adalbert von Chamisso), Nord-Süd Verlag, CH-Mönchaltorf, vergriffen, Lizenzausgaben in 3 Ländern

1978 Klein Zaches (Text: E.T.A. Hoffmann), Kunstverlag Weingarten, 2. Auflage 1988

1980 Deutsche Märchen (zwei Bände), Winkler Verlag, München, und Deutscher Bücherbund, Stuttgart, Neuauflage 1990, vergriffen

1980 Justus Suppenstroh (Text: Friedrich Hechelmann unter dem Pseudonym Matthäus Mummenschanz), vergriffen

1981 E.T.A. Hoffmann, Sonderausgabe, Franklin Bibliothek, Ottobrunn-New York

1982 Deutsche Balladen, Winkler Verlag, München, und Deutscher Bücherbund, Stuttgart, vergriffen

1982 Phantastes (Text: George MacDonald), Hirmer Verlag, München, nicht mehr im Buchhandel, nur noch erhältlich in der Kunsthalle Schwaben

1983 Münchhausen (Text: Gottfried August Bürger), Hirmer Verlag, München, nur noch erhältlich in der Kunsthalle Schwaben, limitierte Vorzugsausgabe (Auflage 250), mit handaquarellierter Mehrfarbradierung, signiert, vergriffen

1983 Malle der Stolperhans (Text: Ronald Granz), K. Thienemanns Verlag, Stuttgart, 3. Auflage 1989, vergriffen

1984 Ein Weihnachtstraum (ersonnen und gemalt von Friedrich Hechelmann, erzählt von Elisabeth Borchers), Hirmer Verlag, München, vergriffen, neue Auflage in Vorbereitung

1984 Plumps-O-Moto (Text: James Clavell), Droemer Knaur Verlag, München

1985 Tristan (Text: Gottfried von Straßburg), Bertelsmann Verlag, München, Jubiläumsausgabe zum 175. Bestehen

1985 – 1989 Lesereise 5 – 10, Schulbuchverlag Cornelsen (-Velhagen & Klasing), München

1986 Friedrich Hechelmanns Lesereise, Edition Weitbrecht, Stuttgart, (eine Zusammenfassung der von Friedrich Hechelmann illustrierten Texte aus Band 5 bis 7 des gleichnamigen Lesebuchs für Gymnasien), 2. Auflage 1988

1988 Ophelias Schattentheater (Text: Michael Ende), K. Thienemanns Verlag, Stuttgart, 2. Auflage 1988, Lizenzausgaben in 11 Ländern

1989 Die Historie von der schönen Lau (Text: Eduard Mörike), Edition Weitbrecht, Stuttgart,
Die Historie von der schönen Lau, limitierte Vorzugsausgabe, (Auflage 200), mit einem Siebdruck, signiert, vergriffen

1990 Das große Bilder-Buch zum Schreiben, Edition Weitprecht, Stuttgart, 2. Auflage 1992

1991 Euch ist heute der Heiland geboren, Deutsche Bibelgesellschaft, Stuttgart

1994 Ein Sommernachtstraum (Text: William Shakespeare), Edition Weitprecht, Stuttgart, auch als Vorzugsausgabe (Auflage 250), mit einem Siebdruck, signiert

Außerdem:

Seit 1980 jährlich großformatiger Kunstkalender,
Kunstverlag Weingarten (1981 und 1982 Artemis Winkler Verlag, München)

Veröffentlichungen über Friedrich Hechelmann (eine Auswahl)

Omnji, 6, 1983, Omnji Publications Internationals, New York

Art, 7, 1983, Verlag Gruner + Jahr, Hamburg

Architektur und Wohnen, 6, 1987, Jahreszeitenverlag, Hamburg

PAN, 3, 1988, Burda Verlag, München

Harper's Bazaar, 8, 1989, Regency Verlag, CH-Zug, Hamburg

Friedrich Hechelmann, Wandlungen, Text: Gisela Linder, 1. Auflage, 1989, 2. Auflage, (Sonderausgabe des Museums Langenargen), 1991, 3. erweiterte Auflage, 1994